手足耳按摩
治疗常见病

金哲峰◎主　编　　银　河◎副主编

U0278275

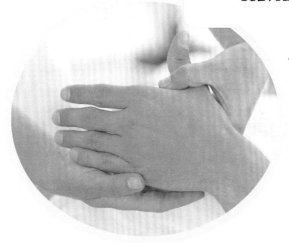

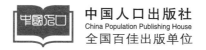

中国人口出版社
China Population Publishing House
全国百佳出版单位

图书在版编目（CIP）数据

手足耳按摩治疗常见病 / 金哲峰主编 . -- 北京：
中国人口出版社 , 2021.1
ISBN 978-7-5101-7370-7

Ⅰ . ①手… Ⅱ . ①金… Ⅲ . ①常见病—按摩疗法 (中
医) —图解 Ⅳ . ① R244.1-64

中国版本图书馆 CIP 数据核字 (2020) 第 202608 号

手足耳按摩治疗常见病
SHOU ZU ER ANMO ZHILIAO CHANGJIANBING

金哲峰　主编

责 任 编 辑	姜淑芳　李瑞艳	
责 任 印 制	林　鑫　单爱军	
装 帧 设 计	北京品艺文化传播有限公司	
出 版 发 行	中国人口出版社	
印　　　刷	和谐彩艺印刷科技（北京）有限公司	
开　　　本	710 毫米 ×1000 毫米　　1/16	
印　　　张	9.75	
字　　　数	150 千字	
版　　　次	2021 年 1 月第 1 版	
印　　　次	2021 年 1 月第 1 次印刷	
书　　　号	ISBN 978-7-5101-7370-7	
定　　　价	36.80 元	

网　　　址	www. rkcbs. com. cn
电 子 信 箱	rkcbs@126. com
总编室电话	（010）83519392
发行部电话	（010）83510481
传　　　真	（010）83538190
地　　　址	北京市西城区广安门南街 80 号中加大厦
邮 政 编 码	100054

前言

　　人体通过经络来运行气血、调和阴阳，使身体各部分的功能得以保持协调和相对平衡。经络贯穿人的全身，在手部、足部、耳部分布着众多穴位，适当运用按摩、艾灸、针灸等手法刺激这些穴位能够起到保健、治病、养生的功效。

　　研究发现，手部、足部、耳部具有整个人体的信息，是全身的缩影。人体的循环系统、消化系统、呼吸系统、内分泌系统、代谢系统、神经系统、运动系统、生殖系统及五官都能在手部、足部、耳部找到相对应的区域和穴位。手部、足部、耳部的每一个反射区都与相应的器官有相似的生物学特性，器官出现问题在反射区会有所表现，根据反射区的变化可以判断相应器官的病痛。刺激相应的穴位可调整相应组织器官的功能，改善其病理状态，从而起到防病治病、强身健体的作用。

　　本书系统介绍了手部、足部、耳部的反射区分布以及各反射区的按摩方法，有针对性地介绍了利用手部、足部、耳部反射区按摩治疗常见病、关节疾病、慢性病、中老年疾病、男性疾病以及女性疾病的手法。手部、足部、耳部反射区按摩保健法易懂、易学、易用，非常适合人们在日常生活中使用，作为日常保健以及辅助治疗疾病的手法，对于提高人们的健康水平、有病治病、无病防病、自我保健、延年益寿非常有益。

本书的一大特点是配备了大量的图片，既有详尽的反射区分布图，又有实际操作示意图，特别适合读者对照使用。最后还附有手部、足部、耳部反射区分布图，便于读者学习和使用。

　　需要特别提醒广大读者，本书所提供的穴位保健、治病方法，只适用于居家日常保健和疾病的辅助治疗之用，若有疾病，请先到正规医院治疗，切不可耽误病情。

目录

第三章　手足耳反射区按摩治疗常见病

附 录

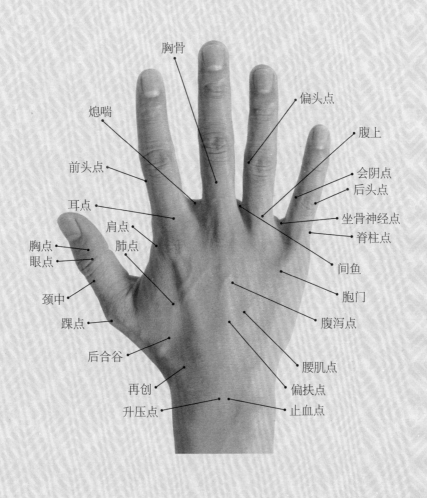

胸骨

偏头点

熄喘

腹上

前头点

会阴点
后头点

耳点

坐骨神经点

肩点

脊柱点

胸点

肺点

眼点

间鱼

颈中

胞门

踝点

腹泻点

后合谷

再创

腰肌点

升压点

偏扶点

止血点

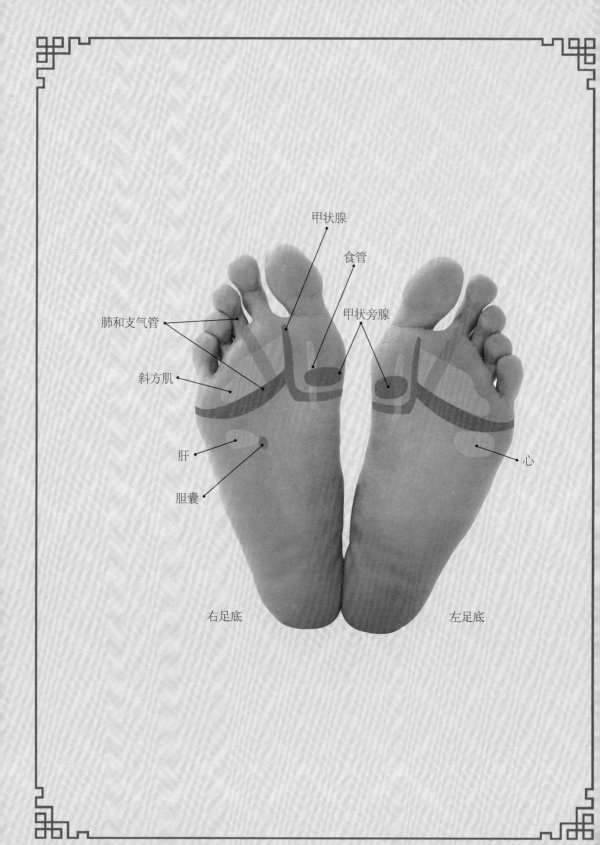

甲状腺

食管

甲状旁腺

肺和支气管

斜方肌

肝

胆囊

心

右足底

左足底

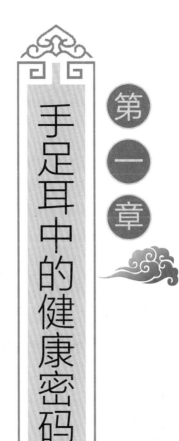

第一章

手足耳中的健康密码

赤脚走路为什么能强身健体？用手滚核桃为什么能让人充满活力？在我们的手部、足部、耳部不仅汇聚了多条经络，更有一个神秘的全息反射系统。本章将为您揭示其中的奥秘。

手足耳——全身的缩略图

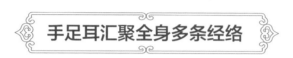

手足耳汇聚全身多条经络

经络贯穿手足耳

经络是贯通人体的庞大网络，它纵横交错，遍布全身，沟通脏腑与体表的系统，并将脏腑、组织、器官连接成为一个有机的整体。人体通过经络来运行气血、调和阴阳，使各部分的功能活动得以保持协调和相对平衡。若是经络堵塞、气血不畅、阴阳失调，就会造成疲劳或疾病。"命要活得长，全靠经络养"说的就是这个道理。

人体共有十二条经络，六条行于手，六条行于足。行于手的分别是手三

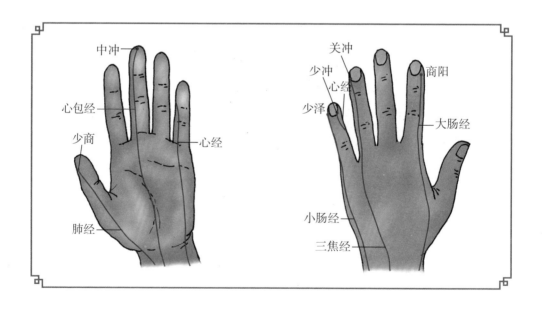

阴经和手三阳经，手三阴经起于胸止于手，手三阳经起于手止于头。行于足的分别是足三阴经和足三阳经，足三阴经起于足止于胸，足三阳经起于头止于足。这十二条经络是人体经络系统中的主要组成部分，每条经络都有各自的循行路线，在经气发生病理变化时表现出特殊的症状。这十二条经络在维持人体生命活动、调整机体虚实、治疗疾病等方面有重要的意义。

穴位按摩有奇效

十二经络在体表相应处都有穴位分布，统称经穴。这些穴位既是经络之气输注于体表的部位，又是疾病反映于体表的部位，还是针灸、推拿、气功等疗法的施术部位。在人体疾病治疗和养生保健中，穴位具有"按之快然""驱病迅速"的神奇功效。

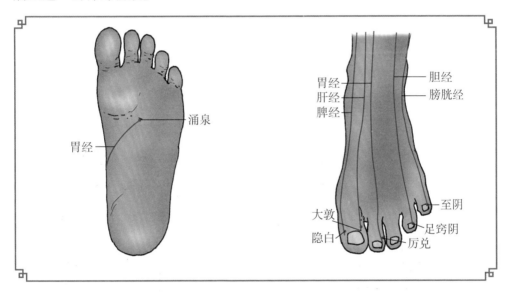

人体手部经络穴位丰富，既有六条经络的穴位，又有众多经外奇穴，因此手穴关乎全身疾病。足部是人体中穴位分布最密集的区域之一，每一只脚上有38处穴位。这些穴位有的掌管经气的出入，有的与脏腑有密切联系，几乎都具有特殊的生理功能。"耳为宗脉之所聚"，十二经络皆通过耳部，所以人体某一脏腑和部位发生病变时，可通过经络反映到耳郭相应点上。经常按摩耳部能疏通经络，运行气血，调理脏腑，达到防病治病的目的。

人体各脏腑器官的功能信息通过经络汇集反映到手、耳、足部，使它们成为反映全身健康状况最敏感的地带。所以，按摩手、耳、足上的经络穴位和反射区对维持阴阳平衡、保持身体健康有着重要积极的意义。

手足耳是全身的投影

手足耳的奥秘除用传统的经络穴位解释以外，20世纪80年代出现的"全息生物学"从另一个侧面为我们揭开了手足耳的秘密。就像从一个受精卵发育而来的人，每个细胞都带有反映他本身特性的所有基因一样，机体所有器官在某个特定的部分上有着各自的"投影区"，这样的"投影区"叫作全息胚。从全息胚上可以得知相应脏器的健康状况，对它进行按摩，可以起到治疗保健的作用。

耳像子宫里蜷缩的胎儿

人们惊奇地发现，对于耳来说，耳郭就像一个头朝下、臀朝上倒着蜷缩

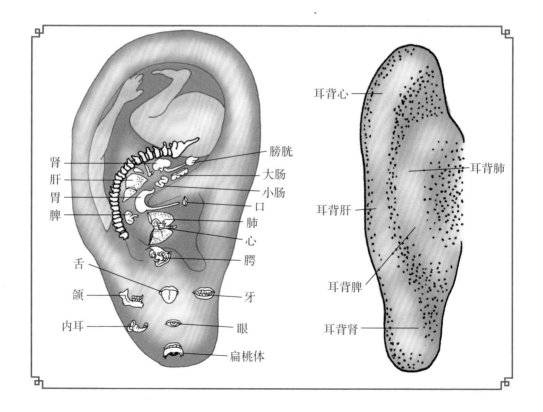

肾
肝
胃
脾

舌
颌
内耳

膀胱
大肠
小肠
口
肺
心
腭

牙
眼
扁桃体

耳背心

耳背肺

耳背肝

耳背脾

耳背肾

在子宫里的胎儿。耳部穴位与人体的各个器官相对应，人体的五脏六腑、五官七窍甚至更小的部分在耳郭上都有分布，通过按摩、贴压等方法对耳穴进行刺激，也可以收到很好的治疗效果。

手足是理想的全息胚器官

手足部具有整个人体的信息，是全身的缩影。人体的循环系统、消化系统、呼吸系统、内分泌系统、代谢系统、神经系统、运动系统、生殖系统及五官都能在手足部找到相对应的区域和穴位。手足部的每一个反射区都与相应的器官有相似的生物学特性，器官出现问题在反射区会有所表现，根据反射区的变化可以判断相应器官的病痛。刺激相应的穴位可调整相应组织器官的功能，改善其病理状态，从而起到防病治病、强身健体的作用。另外，手与足神经末梢分布稠密，局部体积和面积也较大，不仅可以保证较大的信息传递量，而且也容易实施按摩。

手足耳就像我们全身的缩略图，不仅可以通过它们了解身体的健康状况，更重要的是，我们还可以通过简便易行的手足耳按摩缓解病痛，增进健康。

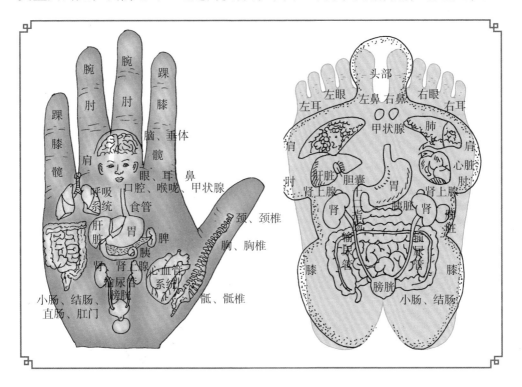

健康的手足耳是什么样的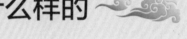

健康的手

健康的手皮肤明亮，红润有光泽，富有弹性。手掌厚实柔顺，纹理匀称，五指挺直且可并拢，指节圆润有力，指尖圆秀、健壮、红润。

手的外形

手可分为手腕、手掌、手背和手指四个部分。手和前臂连接处称为手腕部，手腕与手指之间的部分，内侧面称为手掌，外侧面称为手背，手掌中央凹陷处称为掌（手）心，其桡（外）侧与尺（内）侧呈鱼腹状的隆起分别称为大鱼际和小鱼际。

每只手有五个手指，分别称拇指、食指、中指、无名指、小指。手指又分指腹、指尖、指甲。拇指侧因上臂桡骨所在称为桡侧，小指侧因上臂尺骨所在称为尺侧。

手的皮肤

手掌及手指掌侧的皮肤较手背部的皮肤粗糙，皮肤角质层较厚，皮下有较厚的脂肪垫。

手背及指背皮肤薄、软而富有弹性，皮下有大量疏松的脂肪组织，可以滑动。

手的骨骼

手部骨骼由腕骨、掌骨、指骨组成，一只手共27块。

腕骨为8块小型短骨，连接小臂的

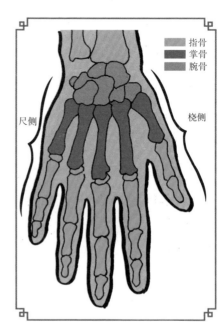

尺侧   桡侧

指骨
掌骨
腕骨

尺骨、桡骨与手部的掌骨。

掌骨为 5 块小型长骨，掌骨近端为掌骨底，与腕骨相接；远端为掌骨头，与指骨相接。

指骨为小管状骨，共有 14 节，其中除拇指为 2 节指骨外，其他各指均为 3 节，根据距指根的远近称为近节指骨、中节指骨、远节指骨。

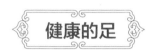

健康的足

健康的足跟骨直立不横卧，身体重心在正常位置，足底弓明显。脚掌和脚背曲线柔和丰满，脚掌规整，无异常增厚或变薄。脚趾整齐、柔软、有弹性，脚趾圆润，趾甲半透明有光泽，呈粉红色，甲根有半月形的甲弧。

足的外形

足可分为脚掌、脚背、脚后跟和脚趾四个部分。

足内侧面部分称为脚掌，外侧面部分称为脚背。脚掌即脚底，人直立时脚与地面接触的部分。脚掌的中央部分称为脚心，脚心骨结构中有两个脚弓，使脚具有弹性并作为防止震动的垫子。脚跟即人脚的后部，位于踝关节之下和脚弓之后。

脚前端的分支是脚趾。

足的皮肤

脚掌白里透红，润泽而富有弹性。脚后跟及脚底的皮肤比脚背的皮肤略粗糙。

足的骨骼

足部骨骼由跗骨、跖骨、趾骨三部分组成。

跗骨即脚背骨，是连接距骨和胫骨的骨骼，相当于手部的腕骨。它构成脚跟和脚面的一部分，由 7 块小骨组成。

跖骨是长骨，构成脚面上接近脚趾的部分，相当于手部的掌骨。它共有 5 块，由内向外依次为 1~5 跖骨。

趾骨共 14 块，相当于手部的指骨。趾骨中拇指为两节，其余为三节，以近根部为内的原则，由内向外为 1~3 趾骨。

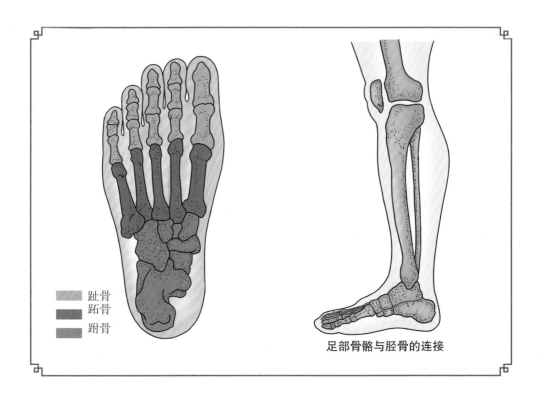

趾骨
距骨
跗骨

足部骨骼与胫骨的连接

健康的耳

　　耳是人体重要的位听觉器官，由位觉器和听觉器两部分组成。耳按照部位来分，可分为外耳、中耳、内耳三部分。外耳和中耳是声波传导装置，内耳是位觉感受器。健康的耳郭位于头部两侧，上缘齐眉，下缘达鼻翼高度，其长轴与鼻梁平行，与头部侧壁约成30°。

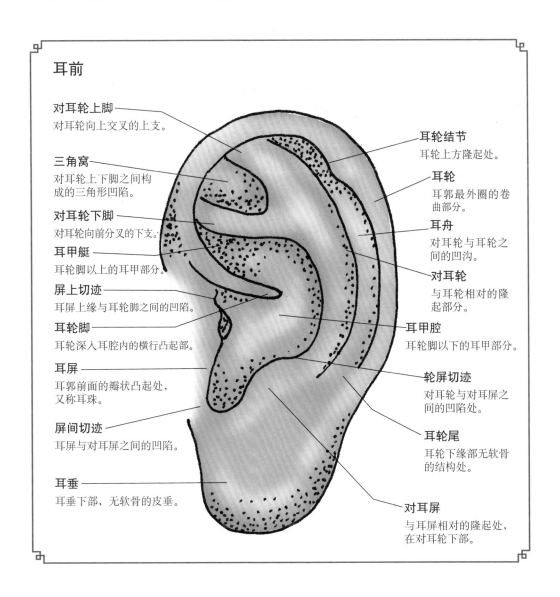

耳前

对耳轮上脚
对耳轮向上交叉的上支。

三角窝
对耳轮上下脚之间构成的三角形凹陷。

对耳轮下脚
对耳轮向前分叉的下支。

耳甲艇
耳轮脚以上的耳甲部分。

屏上切迹
耳屏上缘与耳轮脚之间的凹陷。

耳轮脚
耳轮深入耳腔内的横行凸起部。

耳屏
耳郭前面的瓣状凸起处，又称耳珠。

屏间切迹
耳屏与对耳屏之间的凹陷。

耳垂
耳垂下部，无软骨的皮垂。

耳轮结节
耳轮上方隆起处。

耳轮
耳郭最外圈的卷曲部分。

耳舟
对耳轮与耳轮之间的凹沟。

对耳轮
与耳轮相对的隆起部分。

耳甲腔
耳轮脚以下的耳甲部分。

轮屏切迹
对耳轮与对耳屏之间的凹陷处。

耳轮尾
耳轮下缘部无软骨的结构处。

对耳屏
与耳屏相对的隆起处，在对耳轮下部。

耳背

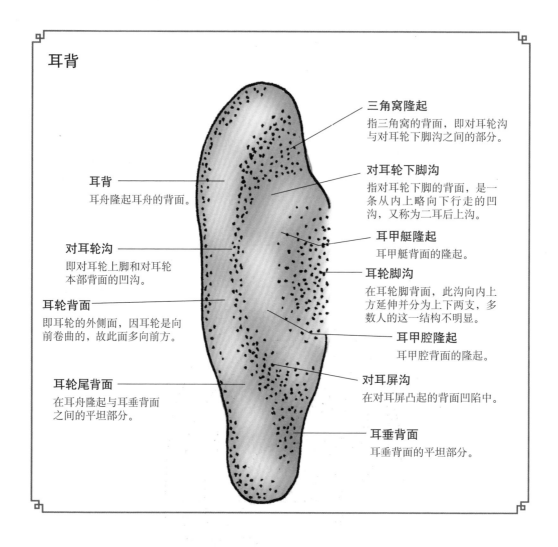

三角窝隆起
指三角窝的背面，即对耳轮沟与对耳轮下脚沟之间的部分。

对耳轮下脚沟
指对耳轮下脚的背面，是一条从内上略向下行走的凹沟，又称为二耳后上沟。

耳甲艇隆起
耳甲艇背面的隆起。

耳轮脚沟
在耳轮脚背面，此沟向内上方延伸并分为上下两支，多数人的这一结构不明显。

耳甲腔隆起
耳甲腔背面的隆起。

对耳屏沟
在对耳屏凸起的背面凹陷中。

耳垂背面
耳垂背面的平坦部分。

耳背
耳舟隆起耳舟的背面。

对耳轮沟
即对耳轮上脚和对耳轮本部背面的凹沟。

耳轮背面
即耳轮的外侧面，因耳轮是向前卷曲的，故此面多向前方。

耳轮尾背面
在耳舟隆起与耳垂背面之间的平坦部分。

手足耳基本按摩手法

当身体感到不适时，手足耳上都会有反应，此时如果在脚底或手上按压，某些部位会感到异常疼痛。虽然人们对疼痛的忍耐力不同，痛阈高低有别，但一般来说，按压时感到疼痛的位置，其对应的身体部位很可能发生病变。疼痛感越剧烈，就意味着病情越重；相反，如果疼痛的程度轻微，说明病情不严重或者病情正在好转中。通过对穴位和反射区的触摸、按压，可以发现很多疾病的早期症状，及时治疗。

刚柔相济是关键

刚柔相济是达到按摩治疗效果的关键所在。

按摩时，若只注重力度，使用蛮力，不仅不会起到治疗的效果，甚至会对身体造成伤害。只有将力度的运用与按摩的手法技巧结合在一起，使手法既有力又柔和，做到"柔中有刚，刚中有柔，刚柔并济"，才能达到保健治疗的效果。

哪儿疼按哪儿最简单

哪儿疼按哪儿是自我保健按摩的一个基本原则。比如，按压肾脏反射区时，疼痛严重，可能肾脏机能有障碍，可以坚持小心地按摩该区域，加以刺激，促进该部位血液循环，使淤积在该部位的毒素、代谢物质等随尿液排出体外。

如果按压肺部反射区有疼痛，那么就应坚持按摩此处，这样可以改善肺和支气管的功能，使肺部氧气和二氧化碳的交换更为活跃。同样，头痛时，及时按摩头部反射区及相应的穴位；心脏不舒服时，则应该坚持按压心脏反射区及相应的穴位。

手指刺激最方便

按摩最常见最好用的工具是拇指，其次为食指和中指。对于手足耳上比较坚硬的部分或需用力刺激的时候，应握拳用关节来按压。比较柔软或用力较轻的部分则应用手指的指腹进行刺激。

按、揉

按和揉是按摩中最重要的技巧，常用手指的指腹进行刺激，根据力度分为轻（感觉非常舒适）、中（稍感疼痛）和强（相当痛，需忍耐）三种情况。

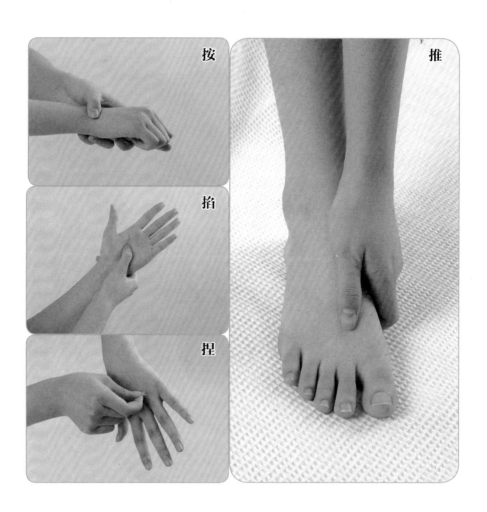

按

掐

捏

推

点、掐

按摩中对于穴位的刺激是非常重要的，比如手上止痛的合谷穴等应急穴位，用拇指指甲尖端用力点掐非常有效。

推、摩

用拇指指腹在手或脚上沿经络走向朝一个方向直线推动，同时配合中、食、无名指指腹的团摩（在某一部位图案状摩擦使其发热）。这一手法对加强血液循环、舒经活络有很好的效果。

拿、捏

拇指与食指配合，或拇指与其他四指配合，将按摩部位的肌筋提起，能缓解肌肉酸痛，消除疲劳。拿捏时要用指腹来接触按摩部位，力度适中。

按摩的注意事项

使用按摩介质提高疗效

按摩时适当使用按摩介质有利于提高疗效，常用的有按摩乳（含活血化瘀、消肿止痛药物）和凡士林软膏（适用于干性肌肤）。

手足浴增强按摩效果

对手足进行温热的刺激，有行气活血、调理内脏功能、消除疲劳、缓解精神紧张的作用。在按摩前以温水进行手足浴，可以增强按摩的效果。在家做手足浴，可选择适合自身需要的中药配方。药碾碎后用沸水沏开，然后用药的蒸汽熏蒸双手掌心或足底部。当手足感到热时，可先移开然后再靠近，反复进行多次。待水温适宜时，将手或足浸泡在水里。浸泡约30分钟后擦干，转入按摩阶段。

不适合做按摩的情况

身体某部位有创伤、感染或化脓患者。

血液病或者有出血倾向的患者不能做按摩。骨科疾病患者，如骨折、关节脱位、骨关节结核、骨肿瘤、骨髓炎等。沐浴后、剧烈运动后、饮酒后、高热时、女性月经期、长期服用激素者、极度疲劳者，均不宜进行按摩。

孕妇不可刺激合谷穴，否则有流产的危险。严重心脏病、精神病、高血压及脑、肺、肝、肾等疾病患者均不宜按摩。病情危重的患者，不适合按摩治疗，应及时就医，采取药物、手术等治疗措施。久病体弱或者极度消瘦虚弱的人，可能难以承受按摩的疼痛，最好不要实施按摩。

按摩后的正常反应

中医学中，将身体好转时出现的种种反应称为瞑眩，主要包括：困倦、打哈欠；无意间觉得热；有眼屎、鼻涕、痰；头痛；倦怠；尿量增多，味较臭，色浊；脚肿；脚底、掌心出汗；静脉明显浮现并变粗；体臭等。这些都是痊愈的前兆，按摩后也会出现，不必太在意，一旦身体好转这些反应就会消失。

按摩细节要注意

室内要保持清静、整洁，避风、避强光、避免噪声刺激，保持空气新鲜。

按摩者的手、指甲要保持清洁。有皮肤病者不能给他人按摩，最好也不要让他人为自己按摩，以免感染。

按摩者在按摩每个穴位和反射区前，都应测试一下针刺样反射痛点，以便有的放矢，在相应部分着力按摩。

治疗时应避开骨骼突起部位，以免损伤骨膜。老人的骨骼较脆，关节僵硬，按摩时不宜用力过大。

淋巴、尾椎、尾骨外侧反射区，一定要朝心脏方向按摩，以利于推动血液和淋巴循环。手足耳上的穴位多是左右对称的，按摩时两边都刺激，效果才会好。

足部按摩后，不宜用冷水洗脚，擦去多余的按摩膏后，穿上袜子保暖，睡前可洗净油脂并用热水泡脚 15 分钟。

足部按摩早晚各进行 30 分钟效果最佳，足部的膀胱、肾脏、输尿管、肾上腺反射区最好每日按摩 15 分钟。

按摩完半小时后，必须喝温开水 500 毫升以上，但严重肾病患者喝水不能超过 150 毫升。

按摩的时间段无任何硬性规定，特别是手、耳部的按摩，只要是在身心放松、心情愉快的时候都可以。

手足耳的常用按摩方法

手部按摩很简单

手部的神经、血管极为丰富，具备人体最为灵敏的感觉系统。按摩双手可以改善血液循环，协调身体各项机能，灵活四肢，提高心、肺、脾、胃等脏器的功能。

"热身运动"不可少

1. 对搓双手。先对搓双手掌 1~2 分钟，然后用手掌搓手背，两手交替各搓 1~3 分钟。

2. 活动腕关节。将手腕分别向顺时针方向和逆时针方向旋转 360°，1~2 分钟。

3. 拉擦手指。用一只手的拇指和食指，从指根到指尖拉擦另一只手各手指两侧面，每指各 10 次，双手交替进行。

4. 伸掌握拳。两臂平伸，张开五指，尽量往前伸，然后紧握拳，展开、收拳要有节奏感，逐渐加快频率，每展开、收紧为 1 次，共做 10~20 次。

手部按摩顺序

先参照定位图选准治疗穴位和反射区的位置，再根据自身情况选择正确合理的按摩手法和适当的力度进行按摩。按摩力度先轻后重，持久、有力、均匀、柔和，达到深透，即感觉被按部位发热为宜。

按摩完毕后，轻轻按揉穴区，以促进气血流通，增强治疗效果。

足部与人体的指挥中枢和供血循环中枢——心脏相互关联,它有着丰富的血管神经,被视为人体的第二心脏。经常按摩足部可以促进体内毒素的排泄,改善各反射区的血液循环,提高全身各器官的功能,保证新陈代谢的正常进行。

按摩次序有先后

足部按摩很讲究反射区操作的先后次序,依次序按摩才能达到最佳的治疗或保健效果。

为符合机体阴阳平衡原则,通常按照足底→足内侧→足外侧→足背的次序进行按摩。

按摩时,先按左脚,再按右脚。具体按摩次序如下:

1. 按摩左足底的肾、输尿管和膀胱等基本反射区,增强排泄功能,将有害物质及废物排出体外。

2. 刺激位于腹腔左侧的腹腔神经丛,使体内的神经系统处于相对平衡的良好状态,充分缓解全身的紧张状态,调动各个脏器的生理功能。

3. 按摩肾上腺反射区,来增强机体免疫力。

实施重点按摩时,通常要按照基本反射区(肾、输尿管、膀胱)→病变反射区→相关反射区→基本反射区的顺序,依次进行。无论是治疗还是保健,每次按摩开始时和结束之际,都应对基本反射区按摩 3 遍。

耳部按摩法

人的耳部有丰富的神经、血管和淋巴等组织分布,通过经络和神经体液与人体的脏腑和组织器官相联系。每天坚持按摩耳部,可以通经活络、调理脏腑、激发精气,起到保健治疗的作用。

耳部按摩的程序

先左耳后右耳。操作前先将双手掌心搓热，然后双手握空拳，拇指在后、食指在前，沿耳郭由前向后、自上而下按摩。

按摩顺序为：耳轮→耳舟→三角窝→对耳轮→耳甲艇→耳甲腔→耳轮脚周围→对耳屏内外侧面→耳屏内外侧面→耳垂→耳背。针对不同情况，可在相应的部位停留一段时间。

最后结束时，可反复搓揉耳郭数次，至耳郭发热。按摩后饮温热水300~400毫升，并用温水洗净耳郭。

耳穴特有的按摩方法

耳穴按摩法有别于手部和足部的按摩，须自己对照镜子进行或由他人施行，常用的方法如下。

掐按法

用双手食指对准耳前穴位点，拇指对准耳后与耳前穴位相对应的点，两指向中间掐按，每穴掐按 1~2 分钟。

要领：手法由轻到重，以局部胀、热、痛为宜。

作用：治疗急症、痛症、癫狂发作、神经衰弱等。

点按法

用弹簧压力棒、压痛棒以及牙签、发夹等点按与疾病相关的相应耳穴，或用指尖对准耳穴施以点按，每穴点按 1~2 分钟。

要领：压力由轻到重，以局部有胀、热、痛感为宜。

作用：治疗身体各部位的慢性疼痛、慢性疾病。

耳穴压豆法／贴膏法

压豆法是将质地较坚硬的小粒王不留行种子、药丸或其他硬物等用厘米见方的医用胶布贴压耳穴，治疗疾病的一种方法，也称压丸法。若直接以有消炎、活血等作用的胶布样膏药贴于耳穴处即为贴膏法。

要领： 探查耳穴，清洁耳郭，用镊子夹取胶布，把药粒粘在胶布上，对准耳穴贴压。每日按压已贴的耳穴 3~5 次，每次按压 1~5 分钟，手法宜由轻到重，使局部出现酸、麻、胀痛感。贴膏法可根据病情贴一耳或双耳同贴，2~4 天后更换新的膏药。

作用： 此法适用性广，对慢性病尤为适宜。

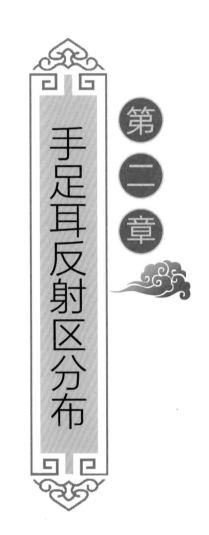

第二章

手足耳反射区分布

手部、足部、耳部反射区对应着人体的各个脏器，身体哪里出现不适或疾病，都会在相应的地方找到痛点。本章将为您详尽介绍手部、足部、耳部各个反射区的分布情况。

手部反射区分布 ～

手掌反射区

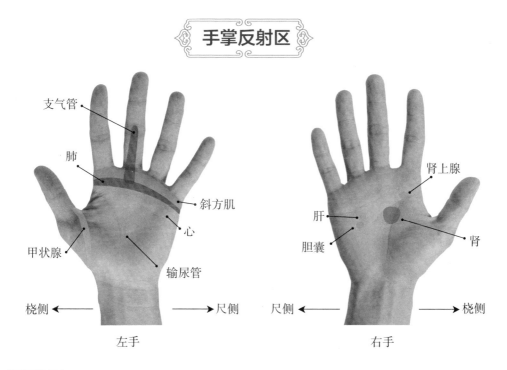

支气管

肺

斜方肌

心

甲状腺

输尿管

桡侧 ← → 尺侧

左手

肾上腺

肝

胆囊

肾

尺侧 ← → 桡侧

右手

斜方肌

主　　治　颈肩背部疼痛、颈椎病、落枕。

定　　位　在双手掌侧面，眼、耳反射区的下方，呈横带状区域。

按摩手法　用拇指指腹从尺侧向桡侧推按 1~2 分钟，每日 2 次，动作连续均
　　　　　匀，力度适中。

肺、支气管

主　　治　肺炎、支气管炎、肺气肿、肺结核、肺癌、胸闷。

定　　位　肺反射区在双手掌面，横跨第二、第三、第四、第五掌骨，靠近
　　　　　掌指关节的带状区域；支气管反射区在双手中指第三近节指骨。

按摩手法　用拇指指腹从尺侧向桡侧推按 10~20 次，由中指根部向指尖方
　　　　　向推按 10~20 次，掐按中指根部敏感点 10~30 次。

心

主　　治　心律不齐、心绞痛、心悸、胸闷、高血压、低血压、循环系统疾病。

定　　位　左手掌侧，手掌及手背部第四、第五掌骨之间，掌骨远端处。

按摩手法　用拇指指腹向手指方向推按 1~2 分钟，每日 2 次，动作连续均匀，力度适中。

甲状腺

主　　治　甲状腺功能亢进或低下、甲状腺炎、心悸、失眠、感冒、烦躁、肥胖。

定　　位　在双手掌面，第一、第二掌骨之间，由近心端弯向虎口方向，呈一弯带状区域。

按摩手法　用拇指指腹从桡侧赤白肉际处向虎口推按 1~2 分钟，动作连续均匀，力度适中。

输尿管

主　　治　输尿管炎、输尿管结石、输尿管狭窄、高血压、动脉硬化、风湿症、泌尿系统感染。

定　　位　在双手掌面膀胱反射区和肾反射区之间的带状区域。

按摩手法　用拇指指腹向手腕方向推按 1~2 分钟，每日 2 次，动作连续均匀，力度适中。

肝

主　　治　肝炎、肝硬化、腹痛、消化不良、腹胀、眩晕、眼病、脾气暴躁等。

定　　位　右手掌侧，第四、第五掌骨体之间近掌骨头处。

按摩手法　用拇指与食指拿捏此反射区 1 分钟，力度略重，以能感觉到酸胀为宜。

胆囊

主　　治　胆囊炎、胆结石、胆道蛔虫症、厌食、消化不良、胃肠功能紊乱、高脂血症、痤疮。

定　　位　右手掌侧，第四、第五掌骨之间，肝反射区的腕侧下方。

按摩手法　用拇指指腹按压或拇、食指拿捏 1~2 分钟，每日 2 次，动作连续均匀，力度适中。

肾

主　　治　肾炎、肾结石、游走肾、肾功能不良、尿毒症、腰痛、泌尿系统感染、高血压、浮肿。

定　　位　在双手掌面第三掌骨中点，即手心处，相当于劳宫穴的位置。

按摩手法　用拇指指腹按压 1~2 分钟，每日 2 次，动作连续均匀，力度适中。

肾上腺

主　　治　头晕、高血压、指端麻木、手掌多汗、掌中热、肾上腺皮质不全症。

定　　位　双手掌侧，第二、第三掌骨体远端之间。

按摩手法　用拇指指尖点按 1~2 分钟，每日 2 次，力度宜轻柔。

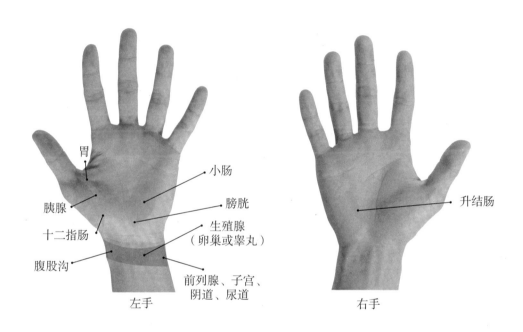

胃　　小肠　膀胱　生殖腺（卵巢或睾丸）　升结肠

胰腺　十二指肠　腹股沟　前列腺、子宫、阴道、尿道

左手　　　右手

膀胱

主　　治　膀胱炎、尿道炎、膀胱结石、高血压、动脉粥样硬化。

定　　位　在双手掌面大、小鱼际交接处的凹陷中。

按摩手法　用拇指指腹向手腕方向推按 1~2 分钟，每日 2 次，动作连续均匀，
　　　　　力度适中。

生殖腺（卵巢或睾丸）

主　　治　性功能低下、不孕不育症、前列腺增生、月经不调、痛经等。

定　　位　双手掌根，腕横纹的中部，相当于大陵穴处。

按摩手法　用拇指指腹按揉 1~2 分钟，每日 2 次，动作连续均匀，力度适中。

前列腺、子宫、阴道、尿道

主　　治　前列腺增生、前列腺炎、子宫肌瘤、子宫内膜炎、宫颈炎、阴道炎、白带异常、尿道炎、尿路感染等。

定　　位　在双手掌腕横纹上，生殖腺反射区两侧的带状区域。

按摩手法　用拇指指腹由中间向两侧推1~2分钟，每日2次，动作连续均匀，力度适中。

胃

主　　治　胃痛、胃胀、胃酸过多、消化不良、胃下垂、恶心、呕吐、急慢性胃炎。

定　　位　双手第一掌骨体远端。

按摩手法　用拇指指腹按揉此反射区，力度略重，每次持续3分钟，每日3次，也可用牙签或发夹的末端进行刺激。

胰腺

主　　治　胰腺炎、糖尿病、消化不良。

定　　位　在双手胃反射区和十二指肠反射区之间，第一掌骨体中部。

按摩手法　用拇指指腹向手腕方向推按1~2分钟，每日2次，动作连续均匀，力度适中。

十二指肠

主　　治　十二指肠溃疡、食欲不振、消化不良、腹胀、食物中毒。

定　　位　在双手掌面，第一掌骨体近端，胰腺反射区的下方。

按摩手法　用拇指指腹向手腕方向推按1~2分钟，每日2次，动作连续均匀，力度适中。

腹股沟

主　　治　性功能低下、前列腺增生、生殖系统病变、疝气、小腹胀痛。

定　　位　双手掌侧腕横纹的桡侧端，桡骨头凹陷中，相当于太渊穴处。

按摩手法　用拇指指腹按揉1~2分钟，每日2次，动作连续均匀，力度适中。

小肠

主　　治　急慢性肠炎、消化不良、食欲不振、肠胃胀闷。

定　　位　双手掌中部凹陷中，升结肠反射区包围的部分。

按摩手法　用拇指指腹向手腕方向快速、均匀推按 1~2 分钟，每日 2 次，力度适中。

升结肠

主　治　便秘、腹痛、肠炎、腹泻。

定　位　右手掌侧，在第四、第五掌骨之间上行至约与虎口水平的带状区域。

按摩手法　用拇指指腹向手指方向推按 1~2 分钟，每日 2 次，力度适中。

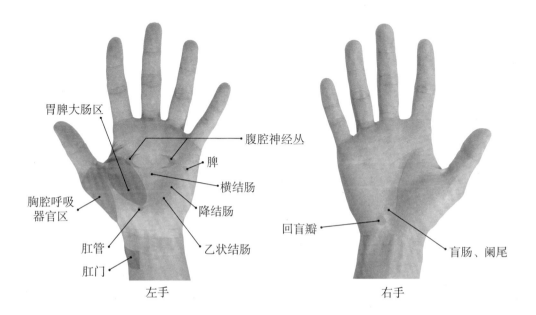

左手　　　　　　　　　　　右手

胃脾大肠区
腹腔神经丛
脾
横结肠
胸腔呼吸器官区
降结肠
肛管
乙状结肠
肛门
回盲瓣
盲肠、阑尾

横结肠

主　治　腹泻、腹胀、腹痛、结肠炎、便秘。

定　位　右手掌侧升结肠反射区上端与虎口之间的带状区域；左手掌侧虎口与降结肠之间的带状区域。

按摩手法　左手自尺侧向桡侧推按，右手自桡侧向尺侧推按，各 1~2 分钟，每日 2 次，动作连续均匀，力度适中。

降结肠

主　治　腹泻、腹痛、腹胀、肠炎、便秘。

定　位　左手掌侧，第四、第五掌骨之间，虎口至钩骨之间的带状区域。

按摩手法　用拇指指腹向手腕方向推按 1~2 分钟，每日 2 次，力度适中。

乙状结肠

主　　治　腹痛、腹胀、腹泻、直肠炎、直肠癌、便秘、脱肛。

定　　位　左手掌侧，第五掌骨底与钩骨交接的腕掌关节处至第一、第二掌骨结合部的带状区域。

按摩手法　用拇指指腹由尺侧向桡侧推按 1~2 分钟，每日 2 次，动作连续均匀，力度适中。

肛管、肛门

主　　治　便秘、便血、肛门周围炎、痔疮、脱肛。

定　　位　左手掌侧，肛管位于乙状结肠反射区的末端，肛门位于第二腕掌关节处。

按摩手法　用拇指指腹反复按摩此反射区 1~2 分钟，每日 2 次，动作连续均匀，力度适中。

胸腔呼吸器官区

主　　治　胸闷、气喘、咳嗽、肺炎、支气管炎、哮喘。

定　　位　双手掌侧，拇指横纹至腕横纹之间的区域。

按摩手法　用拇指指腹由拇指横纹向腕横纹推按 1~2 分钟，每日 2 次，动作连续均匀，力度适中。

脾

主　　治　食欲不振、消化不良、发烧、炎症、贫血、皮肤病。

定　　位　在左手掌面，第四、第五掌骨远端之间。

按摩手法　用拇指指尖点按 1~2 分钟，每日 2 次，动作连续均匀，力度适中。

胃脾大肠区

主　　治　消化不良、食欲不振、腹痛、腹泻、腹胀、肠炎、便秘。

定　　位　双手掌面，第一、第二掌骨之间的椭圆形区域。

按摩手法　用拇指指腹按揉 3~5 分钟，每日 2 次，动作连续均匀，力度适中。

腹腔神经丛

主　　治　胃肠功能紊乱、腹痛、腹泻、腹胀、呃逆、更年期综合征、烦躁、失眠等。

定　　位　双手掌侧，第二、第三和第三、第四掌骨之间，肾反射区的两侧。

按摩手法 围绕肾反射区两侧用拇指指腹由指端向手腕方向推按 1~2 分钟，每日 2 次，动作连续均匀，力度适中。

盲肠、阑尾

主　治 腹胀、腹泻、消化不良、阑尾炎。

定　位 右手掌侧，第四、第五掌骨底与钩骨结合部近桡侧。

按摩手法 用拇指指腹按揉 1~2 分钟，每日 2 次，动作连续均匀，力度适中。

回盲瓣

主　治 下腹胀、腹痛。

定　位 右手掌侧，第四、第五掌骨底与钩骨结合部近尺侧。

按摩手法 用拇指指腹按揉 1~2 分钟，每日 2 次，动作连续均匀，力度适中。

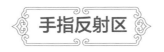

手指反射区

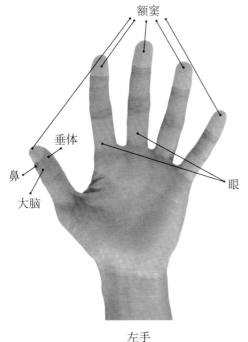

左手

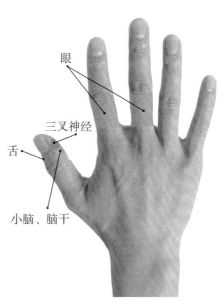

右手

垂体

主　　治　内分泌失调，甲状腺、甲状旁腺、肾上腺、生殖腺、脾、胰等功能失调，小儿发育不良，更年期综合征。

定　　位　在双手拇指指腹中心。

按摩手法　用拇指指甲掐按，或用硬的牙刷柄点按1分钟。

额窦

主　　治　脑卒中，脑震荡，鼻窦炎，头晕，头痛，感冒，发烧，失眠及眼、耳、口、鼻疾病。

定　　位　在双手手掌各个手指尖。

按摩手法　用拇指指端在该反射区按揉0.5~1分钟。

大脑

主　　治　脑震荡、脑卒中、头晕、头痛、感冒、神志不清、神经衰弱、神经受损。

定　　位　在双手掌面拇指指腹。

按摩手法　用拇指指腹掐揉大脑反射区3分钟。

鼻

主　　治　鼻塞、流涕、鼻窦炎、过敏性鼻炎、急慢性鼻炎及上呼吸道感染。

定　　位　在双手拇指第二节桡侧，赤白肉际。

按摩手法　用拇指和食指揉捏鼻反射区3~5分钟，按揉力度适中。

小脑、脑干

主　　治　脑震荡、高血压、头晕、头痛、失眠、感冒、肌肉紧张、肌腱关节疾病。

定　　位　在双手掌侧，拇指指腹尺侧面。

按摩手法　用拇指指腹由指尖向指根方向推按或掐按2分钟。

三叉神经

主　　治　面部神经麻痹、偏头痛、失眠、感冒、腮腺炎、神经痛。

定　　位　在双手掌面，拇指指腹尺侧缘的远端，小脑、脑干反射区的上方。

按摩手法　用拇指向虎口方向推按或掐按1分钟。

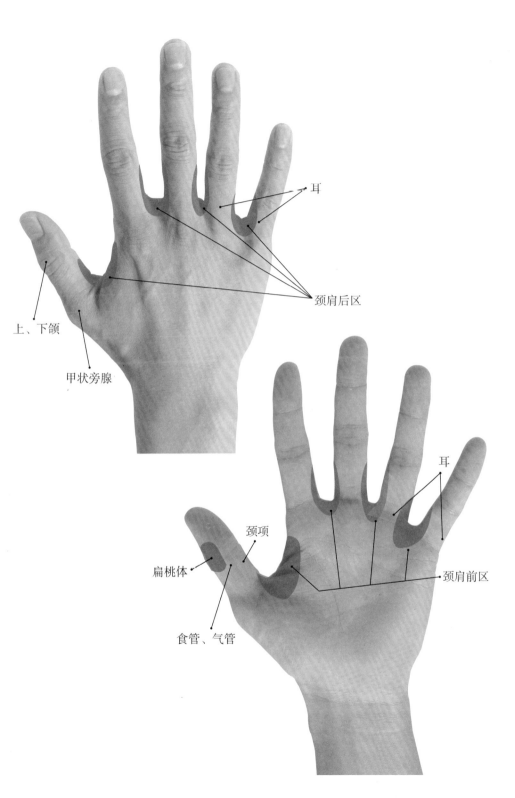

耳

颈肩后区

上、下颌

甲状旁腺

耳

颈项

颈肩前区

扁桃体

食管、气管

舌

主 治 口腔溃疡、味觉异常。

定 位 双手拇指背侧，指间关节横纹的中央处。

按摩手法 用拇指指尖掐按或点按 1~2 分钟，每日 2 次，动作连续均匀、力度适中。

眼

主 治 结膜炎、角膜炎、近视、青光眼、白内障、怕光流泪、老花眼、眼底出血。

定 位 在双手手掌和手背，食指和中指指根部。

按摩手法 用拇指由桡侧向尺侧推按，掌面、背面各 30~50 次，着力部位要紧密接触，做到轻而不浮、重而不滞。

颈项

主 治 颈项酸痛、颈项僵硬、头晕、头痛、流鼻血、高血压、落枕。

定 位 双手拇指近节掌侧和背侧。

按摩手法 用拇指指腹向指根方向全方位推按 1~2 分钟，每日 2 次。

扁桃体

主 治 扁桃体炎、上呼吸道感染、发热。

定 位 双手拇指近节背侧肌腱的两侧。

按摩手法 用拇指指腹向指尖方向推按，每侧 1~2 分钟，每日 2 次。

食管、气管

主 治 食管炎、食管肿瘤、气管炎。

定 位 双手拇指近节指骨桡侧赤白肉际处。

按摩手法 用拇指指腹向指根方向推按 1~2 分钟，每日 2 次，动作连续均匀，力度适中。

耳

主 治 耳鸣、耳炎、重听。

定 位 在双手手掌和手背第四、第五指指根部之间。

按摩手法 用拇指指尖寻找敏感点，点掐或点按，每侧 5~10 次，用力宜轻柔，动作宜协调、有规律。

颈肩区

主　治　颈肩部病痛如肩周炎、颈椎病、肩部软组织损伤、落枕。

定　位　双手各指根部近节指骨的两侧及各掌指关节结合部，手背为颈肩后区，手掌为颈肩前区。

按摩手法　用拇指指腹向指根推按1~2分钟，每日2次，动作连续均匀，力度适中。

上、下颌

主　治　颞颌关节功能紊乱综合征、牙周炎、牙龈炎、龋齿、口腔溃疡。

定　位　双手拇指背侧，拇指指间关节横纹上下的带状区域，远端为上颌，近端为下颌。

按摩手法　用拇指指腹由尺侧向桡侧推按1~2分钟，每日2次。

甲状旁腺

主　治　过敏、痉挛、失眠、呕吐、恶心、指甲脆弱、癫痫。

定　位　在双手桡侧第一掌指关节背侧凹陷处。

按摩手法　用拇指指尖点按1~2分钟，每日2次，力度宜轻柔，不要损伤皮肤。

手背反射区

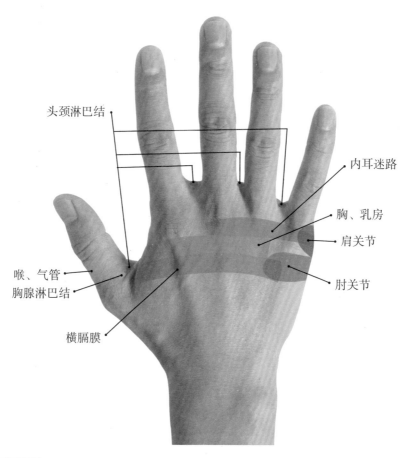

头颈淋巴结

内耳迷路

胸、乳房

肩关节

喉、气管
胸腺淋巴结

肘关节

横膈膜

内耳迷路

主　治　头晕、耳鸣、晕动症、高血压、低血压、平衡障碍。

定　位　双手背侧，第三、第四、第五掌指关节之间，第三、第四、第五指指根结合部。

按摩手法　用拇指、食指指端沿指缝向手指方向推按1~2分钟，力度宜柔和。

喉、气管

主　治　上呼吸道感染、咽喉炎、气管炎、咳嗽、气喘。

定　位　双手拇指近节指骨背侧中央。

按摩手法　用拇指指腹向手腕方向推按1~2分钟，每日2次，力度适中。

横膈膜

主　治	呃逆、恶心、呕吐、腹胀、腹痛。
定　位	双手背侧，横跨第二、第三、第四、第五掌骨中部的带状区域。
按摩手法	用拇指指腹由桡侧向尺侧推按 1~2 分钟，每日 2 次。

肩关节

主　治	肩关节周围炎、肩部损伤、手臂酸痛、手麻、白内障。
定　位	在双手小指掌指关节后的赤白肉际处。
按摩手法	用拇指指尖掐按 1~2 分钟，每日 2 次，动作连续均匀，力度适中。

肘关节

主　治	肘部疾病（如网球肘、尺骨鹰嘴滑囊炎、肱骨内上髁炎等）、上肢瘫痪。
定　位	双手背侧，第五掌骨体中部尺侧处。
按摩手法	用拇指指腹按揉 1~2 分钟，每日 2 次，动作连续均匀，力度适中。

胸、乳房

主　治	胸部病症、呼吸系统病症、心脏病、乳房疾病。
定　位	在手背第二、第三、第四掌骨的远端。
按摩手法	用拇指指腹向腕背方向推按 1~2 分钟，每日 2 次。

胸腺淋巴结

主　治	发热、炎症、囊肿、子宫肌瘤、乳腺炎、胸痛、免疫力低下。
定　位	双手第一掌指关节的尺侧。
按摩手法	用拇指指尖点按 1~2 分钟，每日 2 次，力度适中。

头颈淋巴结

主　治	颈部淋巴结肿大、甲状腺肿大、甲状腺功能亢进、牙痛、鼻炎、咳嗽、感冒。
定　位	双手各手指根部的掌侧和背侧凹陷中。
按摩手法	用拇指指尖点掐 1~2 分钟，每日 2 次，力度适中，也可用一束牙签刺激，注意不要刺破皮肤。

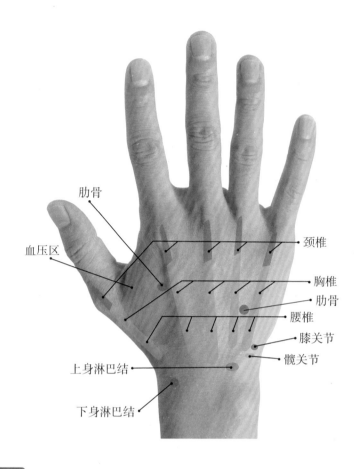

肋骨

血压区

颈椎

胸椎

肋骨

腰椎

膝关节

髋关节

上身淋巴结

下身淋巴结

血压区 ···

主　治　高血压、低血压、眩晕、头痛。

定　位　双手背侧，第一、第二掌骨和阳溪穴所包围的区域以及食指近节
　　　　指骨近端 1/2 的桡侧。

按摩手法　用掌心按揉此反射区 10~20 分钟，每日 1 次，动作连续均匀，
　　　　　力度轻柔。

膝关节 ···

主　治　膝关节骨性关节炎、髌下滑囊炎、半月板损伤、侧副韧带损伤、
　　　　下肢瘫痪。

定　位　双手第五掌骨近端尺侧缘与腕骨形成的凹陷中。

按摩手法　用拇指指尖掐揉或点按 1~2 分钟，每日 2 次。

髋关节

主　　治　髋关节疾病、坐骨神经痛、腰背痛。

定　　位　双手背侧，尺骨和桡骨茎突骨面的周围。

按摩手法　用拇指指腹按揉 1~2 分钟，每日 2 次。

颈椎

主　　治　颈项僵硬、颈项酸痛、头晕、头痛、落枕、各种颈椎病变。

定　　位　双手背部，各掌骨背侧上段 1/5。

按摩手法　用拇指指腹向手腕方向推按 1~2 分钟，也可用毛刷轻刷此反射区
　　　　　10~15 分钟。

胸椎

主　　治　肩背酸痛、胸椎骨刺、腰脊强痛、胸椎间盘突出、胸闷胸痛。

定　　位　双手背部，各掌骨背侧中段 2/5。

按摩手法　用拇指指腹向手腕方向推按 1~2 分钟，也可用毛刷轻刷此反射区
　　　　　10~15 分钟。

腰椎

主　　治　腰背酸痛、腰椎骨刺、腰脊强痛、腰椎间盘突出、腰肌劳损。

定　　位　双手背部，各掌骨背侧近端 2/5。

按摩手法　用拇指指腹向手腕方向推按 1~2 分钟，也可用毛刷轻刷此反射区
　　　　　10~15 分钟。

上身淋巴结

主　　治　发热、炎症、囊肿、水肿、子宫肌瘤、免疫力低下。

定　　位　在双手手背月骨、三角骨和尺骨交界处。

按摩手法　用拇指指尖掐按 1~2 分钟，每日 2 次，力度适中，也可用一束牙
　　　　　签刺激，注意不要刺破皮肤。

下身淋巴结

主　　治　发热、炎症、囊肿、子宫肌瘤、免疫力低下。

定　　位　在双手手背舟骨和桡骨交界处。

按摩手法　用拇指指尖掐按 1~2 分钟，每日 2 次，力度适中，也可用一束牙
　　　　　签刺激，注意不要刺破皮肤。

主　　治　胸膜炎、胸闷、肋膜炎、肋骨受伤。

定　　位　双手背侧，内侧肋骨反射区位于第二掌骨体中部偏远端的桡侧；
外侧肋骨反射区位于第四、第五掌骨之间，近掌骨底的凹陷中。

按摩手法　用拇指指尖点按 1~2 分钟，每日 2 次，力度适中，也可用一束牙
签刺激，注意不要刺破皮肤。

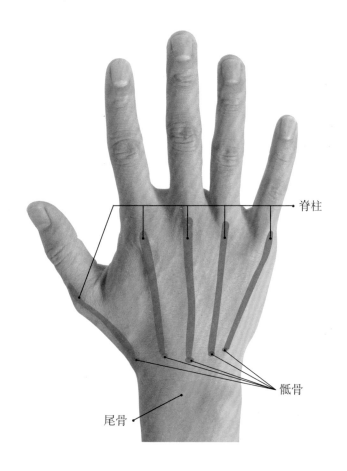

脊柱

主　　治　颈椎病、落枕、背痛、腰痛。

定　　位　双手手背侧第一、第二、第三、第四、第五掌骨体。

按摩手法　用拇指指腹向手腕方向推按 1~2 分钟，每日 2 次，动作连续均匀，
力度适中。

主　　治　骶骨受伤、骶骨骨刺、坐骨神经痛。

定　　位　双手背部，各腕掌关节结合处。

按摩手法　用拇指指腹向手腕方向推按 1~2 分钟，每日 2 次，动作连续均匀，
　　　　　力度适中。

尾骨

主　　治　坐骨神经痛、尾骨受伤后遗症。

定　　位　双手背部，腕背横纹处。

按摩手法　找到敏感点，用拇指指尖掐按 1~2 分钟，每日 2 次，力度适中，
　　　　　也可用一束牙签刺激，注意不要刺破皮肤。

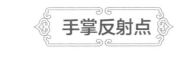

手掌反射点

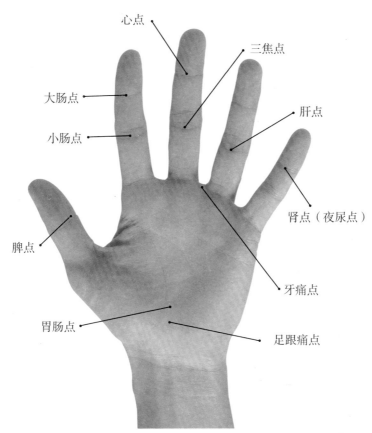

胃肠点

主　　治　急慢性胃炎、腹痛、消化不良、蛔虫症。

定　　位　掌面，劳宫穴与大陵穴连线中点处。

按摩手法　用拇指或中指指尖按压 1~3 分钟，也可用牙签或笔尖扎刺，反复
　　　　　多次进行效果最好。

小肠点

主　　治　腹痛、消化不良、小肠疾病。

定　　位　掌侧，食指第一、第二指骨间横纹的中点。

按摩手法　用拇指或中指指尖按压 1~3 分钟，也可用牙签或笔尖扎刺，反复
　　　　　多次进行效果最好。

大肠点

主　　治　大便秘结、下腹疼痛、大肠疾病。

定　　位　掌侧，食指第二、第三指骨间横纹的中点。

按摩手法　用拇指或中指指尖按压 1~3 分钟，也可用艾灸刺激大肠点，时间
　　　　　长短可按反射区的胀痛感消失或以承受能力来决定。

脾点

主　　治　腹痛、腹胀、消化不良、腹泻、水肿。

定　　位　在掌面大拇指指关节横纹中点处。

按摩手法　用拇指或中指指尖按压 1~3 分钟，也可用牙签或笔尖扎刺，反复
　　　　　进行多次效果最好。

足跟痛点

主　　治　足跟痛。

定　　位　胃肠点与大陵穴连线中点处。

按摩手法　用拇指或中指指尖按压 1~3 分钟，也可用牙签或笔尖扎刺，反复
　　　　　进行多次效果最好。

心点

主　　治　冠心病、心绞痛、心律不齐等心血管疾病。

定　　位　掌侧，中指第二、第三指骨间横纹的中点处。

按摩手法 用拇指或中指指尖按压 1~3 分钟，也可用牙签或笔尖扎刺，反复进行多次效果最好。

三焦点

主　　治　胸腔、腹腔、盆腔疾病及小儿消化不良等。

定　　位　掌侧，中指第一、第二指骨间横纹的中点处。

按摩手法 用拇指或中指指尖按压 1~3 分钟，也可用牙签或笔尖扎刺，如欲强化疗效，也可以在刺痛点用艾条灸。

肝点

主　　治　胁下疼痛、两胁胀满、食欲不振、肝胆疾病。

定　　位　掌侧，无名指第一、第二指骨间横纹的中点处。

按摩手法 用拇指或中指指尖按压 1~3 分钟，也可用牙签或笔尖扎刺，如欲强化疗效，也可以在刺痛点用艾条灸。

肾点（夜尿点）

主　　治　泌尿系统疾病。

定　　位　掌侧，小指第二、第三指骨间横纹中点处。

按摩手法 用拇指或中指指尖按压 1~3 分钟，力度略大，以感觉胀痛为宜。也可用牙签或笔尖扎刺，如欲强化疗效，也可以在刺痛点用艾条灸。

牙痛点

主　　治　牙痛、下颌关节疼痛等。

定　　位　掌面，第三、第四掌骨小头之间，距指蹼缘 1 寸处。

按摩手法 用拇指、食指夹持穴位捻揉 3~5 分钟，至穴位变红发热；或用圆珠笔或牙签点刺约 2 分钟，以不刺破皮肤为宜。

肺点

主　　治　咳嗽、胸痛、喘息、呼吸道疾病。

定　　位　掌侧，无名指第二、第三指骨间横纹的中点处。

按摩手法 用拇指或中指指尖按压 1~3 分钟，也可用牙签或笔尖扎刺，如欲强化疗效，也可以在刺痛点用艾条灸。

主　　治　性功能低下、子宫发育不良、生殖系统疾病。

定　　位　掌侧，小指第一、第二指骨间横纹的中点处。

按摩手法　用拇指或中指指尖按压 1~3 分钟，也可用吹风机或艾灸刺激命门点 2 分钟，不要太过强烈，感觉稍热即可。

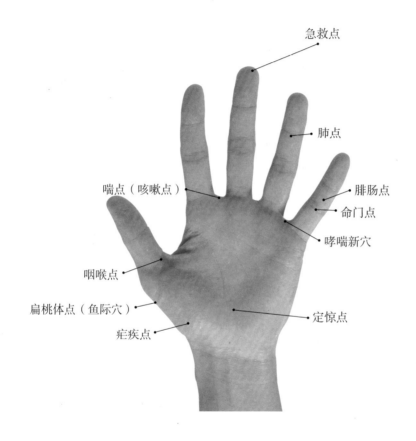

急救点

肺点

腓肠点

命门点

哮喘新穴

喘点（咳嗽点）

咽喉点

扁桃体点（鱼际穴）

疟疾点

定惊点

喘点（咳嗽点）

主　　治　哮喘、支气管炎等呼吸道疾病。

定　　位　掌侧，食指、中指指掌关节之间。

按摩手法　用拇指或中指指尖按压 1~3 分钟，也可用牙签或笔尖反复扎刺，如欲强化疗效，也可以在刺痛点用艾条灸。

咽喉点

主　治	咽喉肿痛、慢性咽炎、扁桃体炎等。
定　位	掌面，拇指掌指关节横纹的中点处。
按摩手法	用拇指或中指指尖按压 1~3 分钟，也可用牙签或笔尖反复扎刺，如欲强化疗效，也可以在刺痛点用艾条灸。

哮喘新穴

主　治	哮喘、咳嗽。
定　位	掌侧，无名指、小指指掌关节之间。
按摩手法	用拇指或中指指尖按压 1~3 分钟，也可用牙签或笔尖扎刺，如欲强化疗效，也可以在刺痛点用艾条灸。

定惊点

主　治	小儿惊风、高热、惊厥。
定　位	掌面，大、小鱼际交接处的中点处。
按摩手法	用拇指或中指指尖按压 1~3 分钟，也可用牙签或笔尖反复扎刺，如欲强化疗效，也可以在刺痛点用艾条灸。

疟疾点

主　治	疟疾、热病。
定　位	在第一掌骨基底部与大多角骨之间的骨缝中，大鱼际桡侧缘赤白肉际处。
按摩手法	用拇指指腹向第一掌骨方向按压 1~3 分钟，也可用牙签或笔尖扎刺，如欲强化疗效，也可以在刺痛点用艾条灸。

扁桃体点（鱼际穴）

主　治	咽炎、喉炎、扁桃体炎。
定　位	在掌面第一掌骨桡侧中点处。
按摩手法	用拇指指腹向第一掌骨方向按压 1~3 分钟，也可用牙签或笔尖反复扎刺，如欲强化疗效，也可以在刺痛点用艾条灸。

急救点

主　治	昏迷、中暑。
定　位	中指的尖端，即中冲穴。

按摩手法 用指甲用力抠掐，也可用牙签或圆珠笔尖端扎刺，以不刺破皮肤为宜。

腓肠点

主　治　下肢痉挛等。

定　位　小指中节指骨的中点处。

按摩手法 用拇指或中指指尖按压 1~3 分钟，也可用牙签或笔尖反复扎刺，如欲强化疗效，也可以在刺痛点用艾条灸。

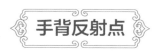

手背反射点

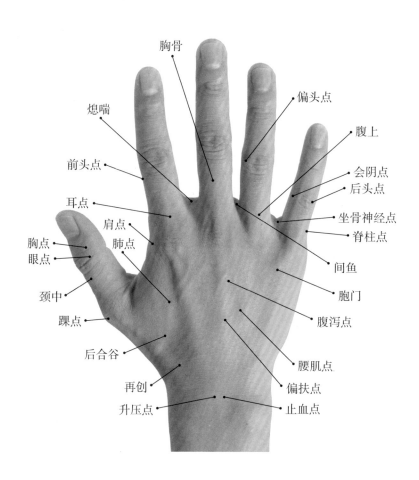

肺点

主　治　中风、半身不遂、牙痛、腹痛、胃痛、食欲不振、癫狂、牙龈溃烂。

定　位　在手背第二掌骨中点桡侧缘处。

按摩手法　用拇指、食指夹持穴位捻揉 3~5 分钟，至穴位变红发热。也可用
　　　　　牙签或笔尖反复扎刺，如欲强化疗效，也可以在刺痛点用艾条灸。

胸点

主　治　胸痛、吐泻、癫痫等。

定　位　手背拇指指间关节尺侧，靠近赤白肉际处。

按摩手法　用拇指、食指夹持穴位捻揉 3~5 分钟，至穴位变红发热。也可用
　　　　　牙签或笔尖反复扎刺，如欲强化疗效，也可以在刺痛点用艾条灸。

间鱼

主　治　倦怠、嗜睡等神经系统病症。

定　位　手背侧，第三、第四指之间，赤白肉际处。

按摩手法　用圆珠笔尖端或牙签点刺约 2 分钟，以不刺破皮肤为宜。如欲强
　　　　　化疗效，也可以在刺痛点用艾条灸。

踝点

主　治　踝关节扭伤、疼痛。

定　位　在拇指桡侧，掌指关节赤白肉际处。

按摩手法　用拇指或中指指尖按压穴位 3~5 分钟，至穴位变红发热。也可用
　　　　　牙签或笔尖反复扎刺，如欲强化疗效，也可以在刺痛点用艾条灸。

颈中

主　治　落枕、颈项强痛等。

定　位　手背拇指中线，第一指骨中点处。

按摩手法　用拇指或中指指尖按压穴位 3~5 分钟，至穴位变红发热。也可用
　　　　　牙签或笔尖反复扎刺，如欲强化疗效，也可以在刺痛点用艾条灸。

再创

主　治　中风偏瘫、口眼歪斜、腹痛、胃痛等。

定　位　第一、第二掌骨结合部的凹陷处。

按摩手法 用拇指或中指指尖按压穴位 3~5 分钟，至穴位变红发热。也可用牙签或笔尖反复扎刺，如欲强化疗效，也可以在刺痛点用艾条灸。

后头点

主　治 后头痛、颈项痛、扁桃体炎、臂痛、面颊疾病、呃逆、胃气不下。

定　位 小指近端指关节尺侧赤白肉际处。

按摩手法 用拇指、食指夹持穴位捻揉 3~5 分钟，至穴位变红发热。也可用牙签或笔尖反复扎刺，如欲强化疗效，也可以在刺痛点用艾条灸。

前头点

主　治 前头痛、胃肠疼痛、阑尾炎、膝关节扭伤、踝趾部关节疼痛。

定　位 食指近端指关节桡侧赤白肉际处。

按摩手法 用拇指、食指夹持穴位捻揉 3~5 分钟，至穴位变红发热，还可用艾柱灸 10~15 次。

偏头点

主　治 偏头痛、血管性头痛、胸肋痛、胆道绞痛、肋间神经痛。

定　位 无名指第一指关节桡侧赤白肉际处。

按摩手法 用拇指、食指夹持穴位捻揉 3~5 分钟，至穴位变红发热。也可用牙签或笔尖反复扎刺，如欲强化疗效，也可以在刺痛点用艾条灸。

会阴点

主　治 阴道痉挛、会阴抽缩、阴部疼痛。

定　位 小指第一指关节桡侧赤白肉际处。

按摩手法 用拇指、食指夹持穴位捻揉 3~5 分钟，至穴位变红发热。也可用牙签或笔尖反复扎刺，如欲强化疗效，也可以在刺痛点用艾条灸。

坐骨神经点

主　治 坐骨神经痛、髋关节痛、手臂疼痛。

定　位 手背第四、第五指掌关节间，靠近第四指掌关节之处。

按摩手法 用拇指或中指指尖按压穴位 3~5 分钟，至穴位变红发热。也可用牙签或笔尖反复扎刺，如欲强化疗效，也可以在刺痛点用艾条灸。

升压点

主　治　低血压、眩晕。

定　位　腕背横纹与中指中线的交点处。

按摩手法　用拇指或中指指尖按压穴位 3~5 分钟，也可用艾条灸，感觉热力能穿透皮肤，以不灼伤皮肤为宜。

腹泻点

主　治　腹痛、腹泻等。

定　位　手背第三、第四掌指关节后方约 1 寸处。

按摩手法　用拇指或中指指尖或牙签末端刺激穴位 3~5 分钟，至穴位变红发热。也可用艾条灸，以透热、不灼伤皮肤为宜。

后合谷

主　治　神经性头痛、三叉神经痛、偏瘫、口眼歪斜、月经不调、痛经等。

定　位　手背第一、第二掌骨结合部前方凹陷处。

按摩手法　用圆珠笔头点按或用食指和中指强力按捏，每日数次。也可用牙签或笔尖反复扎刺，或用艾条灸。

熄喘

主　治　急慢性支气管炎、支气管哮喘等。

定　位　手背第二、第三指之间，赤白肉际处。

按摩手法　用拇指、食指夹持穴位捻揉 3~5 分钟，至穴位变红发热。或用圆珠笔或牙签点刺约 2 分钟，以不刺破皮肤为宜。

胸骨

主　治　胸闷、胸部疼痛、咳喘、产后缺乳等。

定　位　手背中指中线上第一指骨中点处。

按摩手法　用拇指、食指夹持穴位捻揉 3~5 分钟，至穴位变红发热。也可用牙签或笔尖反复扎刺，如欲强化疗效，也可以在刺痛点用艾条灸。

脊柱点

主　治　腰部扭伤、腰椎间盘突出、腰肌劳损、尾骨痛、耳鸣、鼻塞。

定　位　小指指掌关节尺侧赤白肉际处。

按摩手法 用拇指或中指指尖或牙签末端刺激穴位 3~5 分钟，至穴位变红发热。也可用艾条灸，以透热、不灼伤皮肤为宜。

眼点

主　　治 目赤肿痛、迎风流泪、近视等各种眼病。

定　　位 在拇指指间关节尺侧，赤白肉际处。

按摩手法 用拇指、食指夹持穴位捻揉 3~5 分钟，至穴位变红发热。也可用艾条灸，以透热、不灼伤皮肤为宜。

耳点

主　　治 耳聋、耳鸣等耳部疾病。

定　　位 手背第二掌指关节最高点。

按摩手法 用拇指或中指指尖按压穴位 3~5 分钟，至穴位变红发热。也可用牙签或笔尖反复扎刺。

腰肌点

主　　治 急慢性腰扭伤、腰肌劳损等多种腰痛病症。

定　　位 手背第三、第四掌骨之间，掌指关节后约 2.5 寸处。

按摩手法 用拇指或中指指尖按压穴位 3~5 分钟，至穴位变红发热。也可用牙签或笔尖反复扎刺，或在刺痛点用艾条灸。

腹上

主　　治 腹胀、腹痛、肠鸣腹泻、痛经、阳痿、早泄等病症。

定　　位 手背第四指中线上，近掌指关节中点处。

按摩手法 用拇指或食指尖端按压穴位 3~5 分钟，也可以用牙签或笔尖反复扎刺，如欲强化疗效，也可以在刺痛点用艾条灸。

肩点

主　　治 肩周炎、肩部酸痛等肩部病症。

定　　位 手背第二掌指关节桡侧，赤白肉际处。

按摩手法 用拇指、食指夹持穴位捻揉 3~5 分钟，至穴位变红发热。也可用牙签或笔尖反复扎刺，如欲强化疗效，也可以在刺痛点用艾条灸。

偏扶点

主　　治　半身不遂、中风偏瘫后遗症等。

定　　位　手背，第三掌骨上，腰肌点后 0.25 寸。

按摩手法　用拇指或中指按压穴位 3~5 分钟，也可用圆珠笔或牙签点刺约 2
　　　　　分钟，以不刺破皮肤为宜。

胞门

主　　治　不孕、月经不调、遗精、阳痿等生殖系统病症。

定　　位　手背第四、第五掌骨之间，中渚穴后 0.75 寸处。

按摩手法　用拇指或中指按压穴位 3~5 分钟，也可用圆珠笔或牙签点刺约 2
　　　　　分钟，以不刺破皮肤为宜。

止血点

主　　治　多种扭伤性疾病和各种出血性疾病。

定　　位　手背腕横纹的中点处。

按摩手法　用拇指或中指按压穴位 3~5 分钟，也可用圆珠笔或牙签点刺约 2
　　　　　分钟，以不刺破皮肤为宜。

手部尺侧全息穴位

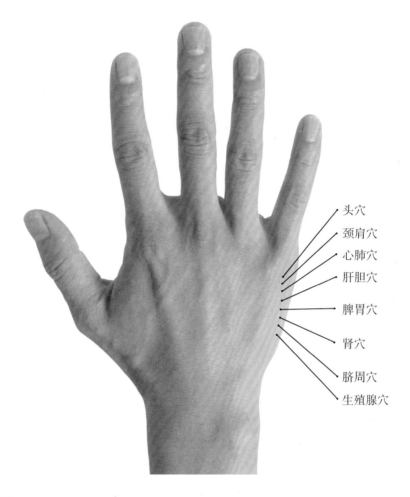

头穴
颈肩穴
心肺穴
肝胆穴
脾胃穴
肾穴
脐周穴
生殖腺穴

头穴

主　　治　头面、五官、脑部的疾病。

定　　位　第五掌骨小头尺侧。

按摩手法　用拇指指腹旋转按揉此穴，每次按摩 1 分钟，每日按摩 2~6 次。

颈肩穴

主　　治　颈肩、甲状腺、咽喉疾病。

定　　位　第五掌骨体远心端尺侧，头穴与心肺穴之间。

按摩手法　用拇指指腹旋转按揉此穴，每次按摩 1 分钟，每日按摩 2~6 次。

心肺穴

主　　治　心、肺、气管及胸背部疾病。

定　　位　第五掌骨体远心端尺侧，头穴与脾胃穴连线的中点处。

按摩手法　用拇指指尖点按此穴 1 分钟。

肝胆穴

主　　治　肝胆疾病。

定　　位　第五掌骨体远心端尺侧，心肺穴与脾胃穴之间。

按摩手法　用拇指指腹按摩 1 分钟。

脾胃穴

主　　治　脾、胃、肌肉疾病。

定　　位　第五掌骨体尺侧，颈肩穴与生殖腺穴连线的中点处。

按摩手法　用拇指指尖点按 1 分钟。

肾穴

主　　治　遗尿及肾、生殖系统疾病。

定　　位　第五掌骨体近心端尺侧，脾胃穴与生殖腺穴连线之近脾胃穴 1/3 处。

按摩手法　用拇指指尖按压 1 分钟。

脐周穴

主　　治　结肠炎、小肠炎、腰扭伤等。

定　　位　第五掌骨体近心端尺侧，脾胃穴与生殖腺穴连线之近生殖腺穴 1/3 处。

按摩手法　用拇指指腹旋转按揉此穴，每次按摩 1 分钟，每日按摩 2~6 次。

生殖腺穴

主　　治　生殖系统疾病、肛周疾病等。

定　　位　第五掌骨基底部尺侧。

按摩手法　用拇指指腹推压此穴，用力不宜过大，反复 6 次，每日按摩 3 次。

手部桡侧全息穴位

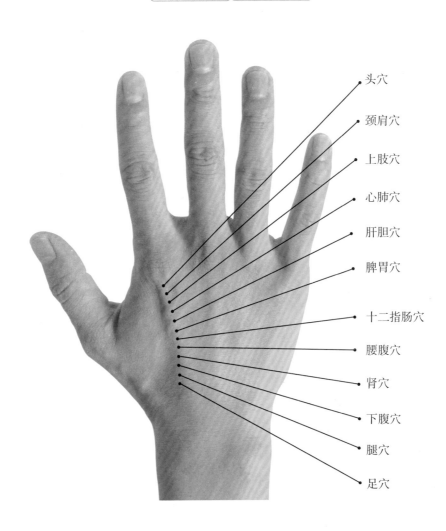

头穴

颈肩穴

上肢穴

心肺穴

肝胆穴

脾胃穴

十二指肠穴

腰腹穴

肾穴

下腹穴

腿穴

足穴

头穴

主　　治　　头痛、牙痛等头面部疾病。

定　　位　　第二掌骨小头桡侧。

按摩手法　　用拇指指腹按揉此穴 1 分钟。

颈肩穴

主　　治　颈肩、咽喉等部位的疾病。

定　　位　第二掌骨体远心端桡侧，头穴与上肢穴之间。

按摩手法　用拇指指腹点按此穴 30 次。

上肢穴

主　　治　肩、上肢、肘、腕、手的疾病。

定　　位　第二掌骨体远心端桡侧，颈肩穴与心肺穴之间。

按摩手法　用拇指指腹按揉此穴 1 分钟。

心肺穴

主　　治　心、肺、胸、乳房疾病。

定　　位　第二掌骨体远心端桡侧，头穴与十二指肠穴连线的中点。

按摩手法　用拇指指腹按揉此穴 1 分钟。

肝胆穴

主　　治　肝胆疾病。

定　　位　第二掌骨体中段桡侧，脾胃穴与心肺穴连线的中点。

按摩手法　用拇指指尖点按此穴 1 分钟。

脾胃穴

主　　治　脾、胃及胰脏疾患。

定　　位　第二掌骨体中段桡侧，头穴与足穴连线的中点。

按摩手法　用拇指指尖点按此穴 1 分钟。

十二指肠穴

主　　治　十二指肠及结肠右曲部疾患。

定　　位　第二掌骨体中段桡侧，脾胃穴与腰腹穴连线的中点。

按摩手法　用拇指指腹按揉此穴 1 分钟。

腰腹穴

主　　治　腰腿痛、大肠与小肠疾病。

定　　位　第二掌骨体近心端桡侧，脾胃穴与下腹穴连线的中点。

按摩手法　用拇指指腹按揉此穴 1 分钟。

肾穴

主　　治　肾、输尿管、大肠、小肠疾病。

定　　位　第二掌骨体近心端桡侧，脾胃穴与足穴连线的中点。

按摩手法　用拇指指腹按揉此穴1分钟。

下腹穴

主　　治　下腹部、骶尾部等部位疾病。

定　　位　第二掌骨体近心端桡侧，肾穴与腿穴之间。

按摩手法　用拇指指腹按揉此穴1分钟。

腿穴

主　　治　臀部、膝关节等下肢疾病。

定　　位　第二掌骨体近心端桡侧，下腹穴与足穴之间。

按摩手法　用拇指指腹按揉此穴1分钟。

足穴

主　　治　足、踝部疾病。

定　　位　第一、第二掌骨近拇指侧交点处。

按摩手法　用拇指指腹按揉此穴1分钟。

足部反射区分布

足心反射区

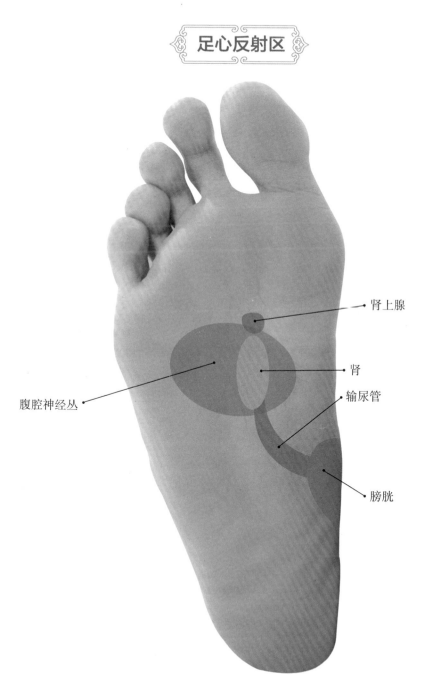

肾上腺

肾

输尿管

腹腔神经丛

膀胱

肾上腺

主　　治	各种炎症、哮喘、过敏、心律不齐、昏厥、风湿病、关节炎。
定　　位	双足足掌第二跖骨上端稍外侧。
按摩手法	用拇指指腹按摩 1~3 分钟，力度柔和均匀。

肾

主　　治	肾炎、肾结石、肾功能不良、尿毒症、腰痛、泌尿系统感染、高血压、浮肿。
定　　位	双足足掌第二跖骨下端与第三跖骨下端关节处。
按摩手法	用食指关节用力揉按 1 分钟，也可用牙签或发夹刺激。

腹腔神经丛

主　　治	腰背酸痛、胸闷、打嗝、胃痉挛、腹胀。
定　　位	双足足掌中心，第二、第三、第四跖骨中段。
按摩手法	用拇指指腹按摩 1~3 分钟，也可用按摩棒刺激。

输尿管

主　　治	输尿管炎、输尿管狭窄、高血压、动脉粥样硬化、风湿病、泌尿系统感染。
定　　位	双足足掌自肾反射区至膀胱反射区的略呈弧状的一个区域。
按摩手法	用拇指指腹按摩 1~3 分钟，也可用浴刷刺激。

膀胱

主　　治	泌尿系统疾病以及其他膀胱疾病。
定　　位	双足足掌内侧内踝前方，舟骨下方拇展肌旁。
按摩手法	用拇指指腹按摩 1~3 分钟，也可用浴刷刺激。

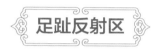

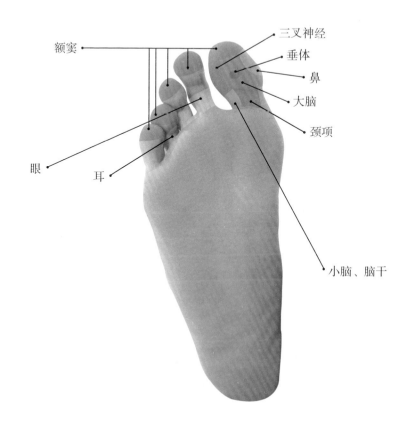

三叉神经
垂体
鼻
大脑
颈项

额窦

眼

耳

小脑、脑干

大脑

主　　治　脑震荡、脑卒中、脑血栓、头晕、头痛、感冒、神经衰弱、视觉受损。

定　　位　双足拇指指腹全部。

按摩手法　用拇指指腹按摩 1~3 分钟，用力稳健，速度缓慢均匀。

垂体

主　　治　甲状腺、副甲状腺、肾上腺、生殖腺、脾、胰等功能失调，更年
　　　　　期综合征。

定　　位　双足拇指指腹正中。

按摩手法　用拇指指腹按摩 1~3 分钟，用力稳健，速度缓慢均匀。

小脑、脑干

主　　治　脑震荡、高血压、肌腱关节疾病。

定　　位　双足拇指指腹根部靠近第二节趾骨处。

按摩手法　用拇指指腹按摩1~3分钟，用力稳健，速度缓慢均匀。

额窦

主　　治　脑卒中、鼻窦炎、眼耳口鼻疾病。

定　　位　双足十个脚趾趾端。

按摩手法　用拇指指腹按摩1~3分钟，用力稳健，速度缓慢均匀。

三叉神经

主　　治　面部神经麻痹、失眠、感冒、腮腺炎，眼、耳、口引发的神经痛。

定　　位　双足拇指外侧，靠近第二趾间。

按摩手法　用拇指指腹按摩1~3分钟，用力稳健，速度缓慢均匀。

眼

主　　治　结膜炎、角膜炎、近视、远视、青光眼、白内障、怕光流泪、眼底出血。

定　　位　双足第二、第三趾的中节和近节上。

按摩手法　用拇指指腹按摩1~3分钟，用力稳健，速度缓慢均匀。

耳

主　　治　耳鸣、耳炎、外耳道湿疹、耳聋。

定　　位　双足第四、第五趾的中节和近节上。

按摩手法　用拇指指腹按摩1~3分钟，用力稳健，速度缓慢均匀。

鼻

主　　治　鼻塞、流涕、过敏性鼻炎、急慢性鼻炎及上呼吸道感染。

定　　位　双足拇指指腹内侧，靠近拇指甲上端延至其根底。

按摩手法　用拇指指腹按摩1~3分钟，也可用牙签或发夹刺激。

颈项

主　　治　颈项酸痛、颈项僵硬、头晕、头痛、鼻出血、高血压、落枕。

定　　位　双足拇指底部横纹处。

按摩手法　用拇指指腹按摩1~3分钟，也可用牙签或发夹刺激。

足掌反射区

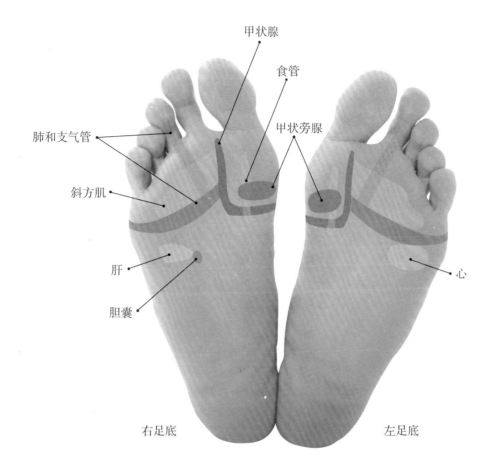

甲状腺

食管

甲状旁腺

肺和支气管

斜方肌

肝

胆囊

心

右足底

左足底

斜方肌

主　　治　肩周炎、肩背酸痛、两臂无力、手麻、落枕。

定　　位　双足足掌第二、第三、第四跖趾关节的下方，呈一横带状的区域。

按摩手法　用拇指指腹按摩 1~3 分钟，用力稳健，速度缓慢均匀。

食管

主　　治　食管癌、食管炎等食管疾病。

定　　位　双足足掌第一跖趾关节处，呈一带状区域。

按摩手法　用拇指指腹按摩 1~3 分钟。也可用按摩棒刺激。

肺和支气管

主　　治　肺炎、支气管炎、肺癌、胸闷。

定　　位　双足足掌第二、第三、第四、第五跖骨上端关节，支气管敏感带
位于肺反射区中部通向第三趾骨中节区域。

按摩手法　用拇指指腹按摩 1~3 分钟。也可用按摩棒刺激。

肝

主　　治　肝炎、肝硬化、肝肿大、口舌干燥、眼疾、食欲不振、胆疾、烦
躁焦虑。

定　　位　右足足掌第四、第五跖骨上端。

按摩手法　用食指关节重力揉按 1 分钟，也可用按摩棒刺激。

胆囊

主　　治　胆囊炎、胆结石、黄疸、肝炎、食欲不振、便秘。

定　　位　右足足掌第三、第四跖骨中段。

按摩手法　用拇指指腹点按 1~3 分钟，也可用按摩棒刺激。

甲状腺

主　　治　甲状腺功能亢进或低下、甲状腺炎、心悸、失眠、感冒、烦躁、肥胖。

定　　位　双足足掌第一趾骨与第二趾骨之间，并横跨第一跖骨中部的"L"
形区域。

按摩手法　用拇指指腹按摩 1~3 分钟，也可用浴刷刺激。

甲状旁腺

主　　治　过敏、痉挛、失眠、呕吐、恶心、指甲脆弱、癫痫。

定　　位　双足足掌内缘第一跖骨上端关节处。

按摩手法　用拇指指腹按摩 1~3 分钟，也可用浴刷刺激。

心

主　　治　心律不齐、心绞痛、心悸、高血压、低血压、心脏缺损和循环系
统疾病。

定　　位　左足足掌第四、第五跖骨上端。

按摩手法　用拇指指腹推按 1~3 分钟，用力稳健，沿骨骼走向施行。

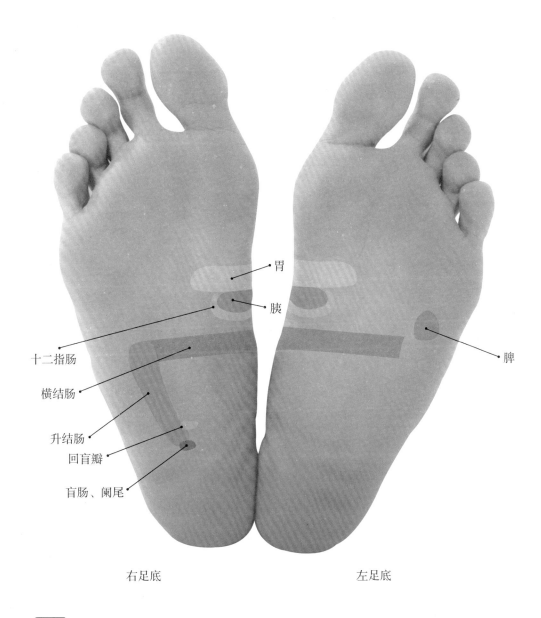

胃

胰

十二指肠

横结肠

升结肠

回盲瓣

盲肠、阑尾

脾

右足底   左足底

胃

主　　治　胃痛、胃胀、胃酸过多、消化不良、胃下垂、恶心、呕吐、急慢
　　　　　性胃炎。

定　　位　双足足掌第一跖骨中段。

按摩手法　用拇指指腹按摩 1~3 分钟，也可用按摩棒刺激。

胰

主　　治　胰腺炎、糖尿病、消化不良。

定　　位　双足足掌第一跖骨体后缘，胃与十二指肠反射区之间。

按摩手法　用拇指指腹按摩 1~3 分钟。

十二指肠

主　　治　十二指肠溃疡、食欲不振、消化不良、腹胀、食物中毒。

定　　位　双足足掌第一跖骨下端与楔骨关节处。

按摩手法　用拇指指腹按摩 1~3 分钟，也可用按摩棒刺激。

升结肠

主　　治　便秘、腹痛、肠炎、腹泻。

定　　位　右足足掌小肠反射区的外侧带状区域。

按摩手法　用拇指指腹按摩 1~3 分钟，也可用按摩棒刺激。

回盲瓣

主　　治　消化系统吸收障碍性疾病。

定　　位　右足足掌跟骨前缘靠近外侧，盲肠阑尾反射区的前方。

按摩手法　用拇指指腹按摩 1~3 分钟，也可用按摩棒刺激。

盲肠、阑尾

主　　治　阑尾炎、腹胀。

定　　位　右足足掌跟骨前缘靠近外侧。

按摩手法　用拇指指腹按摩 1~3 分钟，也可用按摩棒刺激。

横结肠

主　　治　腹泻、腹胀、腹痛、肠炎、便秘。

定　　位　双足足掌中间，第一跖骨至第四跖骨下端的横带状区域。

按摩手法　用食指关节先从外向内刮按右足 4~5 次，再从内向外刮按左足 4~5 次。

脾

主　　治　食欲不振、消化不良、发热、贫血。

定　　位　左足足掌第四、第五跖骨下端。

按摩手法　用拇指指腹按摩 1~3 分钟，也可用按摩棒刺激。

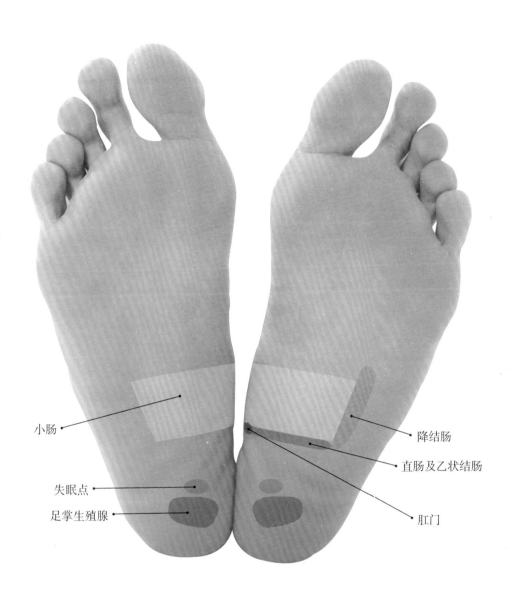

小肠

降结肠

直肠及乙状结肠

失眠点

足掌生殖腺

肛门

右足底　　　　　左足底

小肠

主　　治	急慢性肠炎、消化不良、食欲不振、肠胃胀闷、腹部闷痛、疲倦、紧张。
定　　位	双足足掌中部凹陷处,楔骨、骰骨、舟骨组成的相当于方形的部分。
按摩手法	用拇指指腹按摩 1~3 分钟,也可用按摩棒刺激。

直肠及乙状结肠

主　　治	腹痛、腹胀、腹泻、肠炎、便秘。
定　　位	左足足掌跟骨前缘呈一横带状区域。
按摩手法	用拇指指腹按摩 1~3 分钟,也可用按摩棒刺激。

肛门

主　　治	便秘、脱肛、痔疮。
定　　位	左足足掌跟骨前缘,直肠及乙状结肠反射区末端。
按摩手法	用拇指指腹按摩 1~3 分钟,也可用按摩棒刺激。

降结肠

主　　治	腹泻、腹痛、腹胀、肠炎、便秘。
定　　位	左足足掌骰骨外侧呈一带状区域。
按摩手法	用拇指指腹按摩 1~3 分钟,也可用按摩棒刺激。

失眠点

主　　治	失眠、多梦、头痛、头晕。
定　　位	双足足底跟骨前,足掌生殖腺反射区的上方。
按摩手法	用拇指指腹按摩 1~3 分钟,也可用按摩棒刺激。

足掌生殖腺

主　　治	痛经、月经不调、不孕、性功能低下、更年期综合征。
定　　位	双足足掌足跟中央。
按摩手法	用拇指指腹按摩 1~3 分钟,也可用按摩棒刺激。

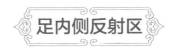

足内侧反射区

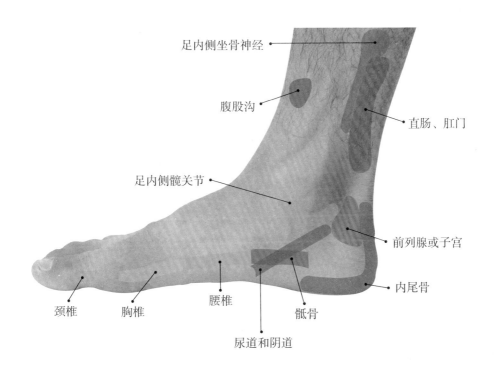

足内侧坐骨神经

腹股沟

足内侧髋关节

直肠、肛门

前列腺或子宫

内尾骨

颈椎　　胸椎　　腰椎　　　骶骨

尿道和阴道

颈椎

主　　治　颈项僵硬、颈项酸痛、头晕、头痛、落枕、颈椎病以及其他各种
　　　　　颈椎病变。

定　　位　双足拇指内侧趾骨上端横纹尽头。

按摩手法　用拇指指腹按摩 1~3 分钟。

胸椎

主　　治　肩背酸痛、胸椎骨刺、腰脊强痛、胸椎间盘突出、胸闷、胸痛。

定　　位　双足足弓内侧第一跖骨至楔骨关节处。

按摩手法　用拇指指腹沿足趾向踝关节方向推按 1~3 分钟。

腰椎

主　治　腰背酸痛、腰椎骨质增生、腰脊强痛、腰椎间盘突出、腰肌劳损。

定　位　双足足弓内侧缘楔骨至舟骨下方。

按摩手法　用拇指指腹沿足趾向踝关节方向推按 1~3 分钟。

骶骨

主　治　骶骨受伤、骶骨骨质增生、坐骨神经痛。

定　位　双足足弓内侧缘距骨、跟骨下方。

按摩手法　用拇指指腹沿足趾向踝关节方向推按 1~3 分钟，也可用按摩棒刺激。

足内侧坐骨神经

主　治　坐骨神经痛，脚抽筋、麻木。

定　位　由双足内踝关节起，沿胫骨后缘向上延伸约两个手掌。

按摩手法　用拇指指腹按揉 1~3 分钟。

腹股沟

主　治　疝气、小腹胀痛、生殖系统疾病。

定　位　双足内踝尖前上方胫骨凹陷处。

按摩手法　用拇指指腹点按此反射区 1~3 分钟，力度柔和。

足内侧髋关节

主　治　髋关节痛、坐骨神经痛、腰背痛、两胯无力。

定　位　双足内踝下缘。

按摩手法　用拇指指腹推按，从前下方向后上方，沿弧度推按 1~2 分钟。

内尾骨

主　治　坐骨神经痛、尾骨受伤后遗症。

定　位　双足跟骨结节处，沿跟骨后下方转向上方，呈"L"形区域。

按摩手法　用食指中节桡侧面刮此反射区 1~3 分钟。

直肠、肛门

主　治　痔疮、直肠炎、脱肛、便秘。

定　位　双腿内侧胫骨的后方与趾长屈肌腱之间，外踝后向上延伸的一带状区域。

按摩手法 用拇指指腹推按 1~3 分钟，也可用浴刷刺激。

前列腺或子宫

主　　治　前列腺炎，痛经、子宫肌瘤。

定　　位　双足足跟骨内侧，踝骨后下方三角形区域内。

按摩手法 用拇指指腹推按 1~3 分钟，也可用浴刷刺激。

尿道和阴道

主　　治　尿道炎、阴道炎、尿频、尿道感染。

定　　位　双足足跟内侧，自膀胱反射区斜向上延伸至距骨与舟骨之间。

按摩手法 用拇指指腹推按 1~3 分钟，也可用浴刷刺激。

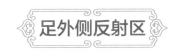
足外侧反射区

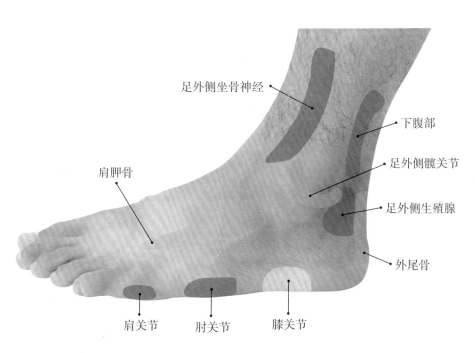

足外侧坐骨神经

下腹部

足外侧髋关节

足外侧生殖腺

肩胛骨

外尾骨

肩关节　　　肘关节　　　膝关节

足外侧髋关节

主　　治　髋关节痛、坐骨神经痛、腰背痛、两胯无力。

定　　位　双足外踝下缘。

按摩手法 用拇指指腹推按，从前下方向后上方，沿弧度推按 1~2 分钟。

肩关节

主　　治　肩周炎、手臂酸痛、手麻。

定　　位　双足足掌外侧第五跖趾关节处。

按摩手法　用拇指指腹按摩 1~3 分钟，也可用牙签或发夹刺激。

足外侧生殖腺

主　　治　痛经、月经不调、不孕、性功能低下、更年期综合征。

定　　位　双足外踝后下方呈三角形区域内。

按摩手法　用拇指指腹按摩 1~3 分钟，也可用牙签或发夹刺激。

外尾骨

主　　治　坐骨神经痛、尾骨受伤后遗症。

定　　位　双足跟骨结节处，沿跟骨后下方转向上方，呈 "L" 形区域。

按摩手法　用食指中节桡侧面刮此反射区 1~3 分钟。

下腹部

主　　治　经期紧张、月经不调、腹部胀痛。

定　　位　双足外侧腓骨后方，自外踝骨后方向上延伸四横指的带状区域。

按摩手法　用拇指指腹向外踝后上方用力推按 1~2 分钟。

足外侧坐骨神经

主　　治　坐骨神经痛，脚抽筋、麻木。

定　　位　双足外踝关节起，沿腓骨前侧向上延伸约两个手掌。

按摩手法　用拇指指腹按揉 1~3 分钟。

肩胛骨

主　　治　肩周炎、肩背酸痛、肩关节活动障碍。

定　　位　双足足背沿第四跖骨与第五跖骨至骰骨处，呈 "Y" 形区域。

按摩手法　用拇指指腹沿足趾向踝关节方向推按 1~3 分钟。

肘关节

主　　治　肘关节酸痛、肘关节炎、肘关节受伤、臂膊疼痛、手臂麻木。

定　　位　双足外侧第五跖骨下端，接近跖骨粗隆处。

按摩手法　用拇指指腹按摩 1~3 分钟，也可用牙签或发夹刺激。

主　治　膝关节炎、膝关节痛、膝关节受伤、韧带损伤、脂肪垫损伤。

定　位　双足外侧第五跖骨与跟骨前缘所形成的凹陷处。

按摩手法　用拇指指腹按压 1~3 分钟，力度均匀并逐渐加重。

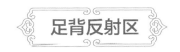

足背反射区

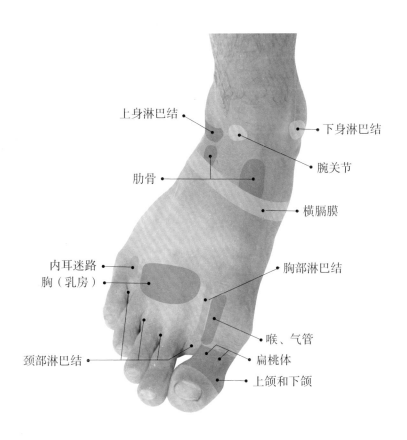

上身淋巴结

下身淋巴结

腕关节

肋骨

横膈膜

内耳迷路
胸（乳房）

胸部淋巴结

喉、气管

颈部淋巴结

扁桃体

上颌和下颌

肋骨

主　治　胸膜炎、胸闷、肋软骨炎、肋骨损伤。

定　位　双足足背，第一楔骨与舟骨之间形成的区域为内侧肋骨，第三楔
　　　　骨与骰骨之间形成的区域为外侧肋骨。

按摩手法　用双手拇指指腹推按 1~3 分钟，也可用浴刷刺激。

胸（乳房）

主　治　胸痛、胸闷、乳腺炎、乳腺增生、乳腺癌、食管疾病。

定　位　双足足背第二、第三、第四跖骨中部形成的区域。

按摩手法　用双手拇指指腹推按1~3分钟，也可用浴刷刺激。

内耳迷路

主　治　晕车、晕船、头晕眼花、耳鸣、昏迷、高血压、低血压。

定　位　双足足背第四趾骨和第五趾骨骨缝前端。

按摩手法　用拇指指腹按摩1~3分钟。

上颌和下颌

主　治　牙痛、口腔溃疡、打鼾、味觉障碍。

定　位　双足足背拇指趾间关节横纹处的前方为上颌，后方为下颌。

按摩手法　用拇、食指两指掐揉1~3分钟，也可用牙签或发夹刺激。

腕关节

主　治　腕关节酸痛、腕关节炎、腕关节受伤、手麻木。

定　位　双足足背舟骨、骰骨与距骨关节正中凹陷处。

按摩手法　用拇指指腹按摩1~3分钟，也可用牙签或发夹刺激。

横膈膜

主　治　打嗝、恶心、呕吐、腹胀、腹痛。

定　位　双足足背楔骨、骰骨上方，跖骨后端，横跨足背形成的带状区域。

按摩手法　用拇指指腹从足背中央开始向两侧推按1~2分钟，力度均匀并逐渐加重。

喉、气管

主　治　喉炎、咽炎、咳嗽、哮喘、气管炎、声音嘶哑、上呼吸道感染。

定　位　双足足背第一跖趾关节外侧。

按摩手法　用拇指指腹按摩1~3分钟，也可用牙签或发夹刺激。

扁桃体

主　治　扁桃体炎、上呼吸道感染。

定　位　双足足背拇指第二节上方，肌腱的两侧。

按摩手法　用拇指指腹按摩1~3分钟，也可用牙签或发夹刺激。

上身淋巴结

主 治 发热、各种炎症、囊肿。

定 位 双足足背外侧踝骨前，由距骨、外踝构成的凹陷部位。

按摩手法 用拇指指腹按摩 1~3 分钟，也可用牙签或发夹刺激。

下身淋巴结

主 治 发热、各种炎症、囊肿。

定 位 双足足背内侧踝骨前，由距骨、内踝构成的凹陷部位。

按摩手法 用拇指指腹按摩 1~3 分钟，也可用牙签或发夹刺激。

胸部淋巴结

主 治 发热、各种炎症、免疫力低下。

定 位 双足足背第一、第二跖骨之间。

按摩手法 用拇指指腹按摩 1~3 分钟，也可用牙签或发夹刺激。

颈部淋巴结

主 治 颈部淋巴结肿大、甲状腺肿大、甲状腺功能亢进、牙痛。

定 位 双足足背、足底的各趾蹼间。

按摩手法 用拇指指端点按 1~3 分钟，也可用牙签或发夹刺激。

耳部反射区分布

耳轮部反射区

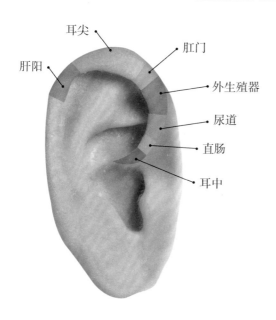

耳尖　肛门　肝阳　外生殖器　尿道　直肠　耳中

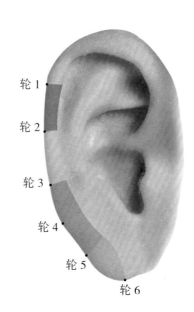

轮 1　轮 2　轮 3　轮 4　轮 5　轮 6

耳中

主　　治　呃逆、胃痛、慢性胃炎、荨麻疹、皮肤瘙痒症、小儿遗尿症、咯血。

定　　位　耳轮脚。

按摩手法　用拇、食两指捏揉，由轻到重按摩 1~2 分钟，以能忍受为度。按摩后耳轮发红并有热感最好。

直肠

主　　治　腹泻、便秘、脱肛、内外痔。

定　　位　近屏上切迹的耳轮处，与大肠同水平。

按摩手法　用拇、食两指捏揉，由轻到重按摩 1~2 分钟，以能忍受为度。按摩后耳轮发红并有热感最好。

尿道

主　治　尿频、尿急、尿痛、尿潴留、遗尿。

定　位　直肠上方，与膀胱同水平的耳轮处。

按摩手法　用拇、食两指捏揉，由轻到重按摩 1~2 分钟，以能忍受为度。按摩后耳轮发红并有热感最好。

外生殖器

主　治　带下、外阴瘙痒症、遗精、阳痿、睾丸炎、附睾炎。

定　位　尿道上方，与交感同水平的耳轮处。

按摩手法　用拇、食两指捏揉，由轻到重按摩 1~2 分钟，以能忍受为度。按摩后耳轮发红并有热感最好。

肛门

主　治　里急后重、脱肛、肛裂、痔疮、便秘。

定　位　与对耳轮上脚前缘相对的耳轮处。

按摩手法　用拇、食两指捏揉，由轻到重按摩 1~2 分钟，以能忍受为度。按摩后耳轮发红并有热感最好。

耳尖

主　治　发热、高血压、高脂血症、脸腺炎、急性结膜炎、流行性腮腺炎以及多种疼痛。

定　位　耳轮顶端，与对耳轮上脚后缘相对的耳轮处。

按摩手法　用拇、食两指捏揉，由轻到重按摩 1~2 分钟，以能忍受为度。按摩后耳轮发红并有热感最好。

肝阳

主　治　头晕、头痛、高血压。

定　位　耳轮结节处。

按摩手法　用拇、食两指捏揉，由轻到重按摩 1~2 分钟，以能忍受为度。

轮1~ 轮6

主　治　发热、上呼吸道感染、急性扁桃体炎、高血压。

定　位　在耳轮上，自耳轮结节下缘到耳垂下缘中点划为五等份，共六点，由上而下依次为轮 1、轮 2、轮 3、轮 4、轮 5、轮 6。

按摩手法　用拇、食两指捏揉，由轻到重按摩 1~2 分钟，以能忍受为度。

耳垂部反射区

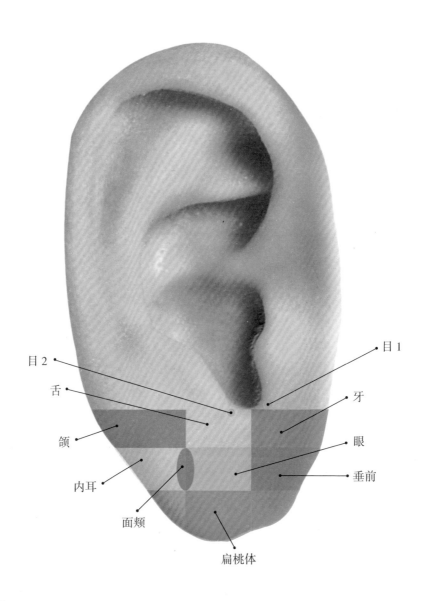

目 2

舌

颌

内耳

面颊

扁桃体

目 1

牙

眼

垂前

目 1

主　治　假性近视。

定　位　耳垂正面，屏间切迹前下方。

按摩手法　用拇、食两指捏揉，由轻到重按摩 1~2 分钟，以能忍受为度。

目 2

主　治　假性近视。

定　位　耳垂正面，屏间切迹后下方。

按摩手法　用拇、食两指捏揉，由轻到重按摩 1~2 分钟，以能忍受为度。

牙

主　治　牙痛、低血压。

定　位　耳垂正面，从屏间切迹软骨下缘至耳垂下缘画三条等距水平线，再在第二水平线上引两条垂直等分线，由前向后、由上向下地把耳垂分成九个区：一区为牙，二区为舌，三区为颌，四区为垂前，五区为眼，六区为内耳，五区、六区交界线周围为面颊，八区为扁桃体，七区、九区为空白区（以下简称"九区"）。

按摩手法　用拇、食两指捏揉，由轻到重按摩 1~2 分钟，以能忍受为度。按摩后耳垂发红并有热感最好。

舌

主　治　舌痛、口腔溃疡。

定　位　"九区"中的二区为舌。

按摩手法　用拇、食两指捏揉，由轻到重按摩 1~2 分钟，以能忍受为度。按摩后耳垂发红并有热感最好。

颌

主　治　牙痛、下颌淋巴结炎。

定　位　"九区"中的三区为颌。

按摩手法　用拇、食两指捏揉，由轻到重按摩 1~2 分钟，以能忍受为度。按摩后耳垂发红并有热感最好。

垂前

主　治　牙痛、神经衰弱、周围性面瘫。

定　位　"九区"中的四区为垂前。

按摩手法　用拇、食两指捏揉，由轻到重按摩 1~2 分钟，以能忍受为度。按摩后耳垂发红并有热感最好。

眼

主　治　结膜炎、青光眼、近视、脸腺炎等。

定　位　"九区"中的五区为眼。

按摩手法　用拇、食两指捏揉，由轻到重按摩 1~2 分钟，以能忍受为度。按摩后耳垂发红并有热感最好。

内耳

主　治　内耳眩晕症、耳鸣、听力减退。

定　位　"九区"中的六区为内耳。

按摩手法　用拇、食两指捏揉，由轻到重按摩 1~2 分钟，以能忍受为度。按摩后耳垂发红并有热感最好。

面颊

主　治　三叉神经痛、口眼歪斜、腮腺炎、牙痛、痤疮。

定　位　"九区"中的五区、六区交界线周围为面颊。

按摩手法　用拇、食两指捏揉，由轻到重按摩 1~2 分钟，以能忍受为度。按摩后耳垂发红并有热感最好。

扁桃体

主　治　急性扁桃体炎。

定　位　"九区"中的八区为扁桃体。

按摩手法　用拇、食两指捏揉，由轻到重按摩 1~2 分钟，以能忍受为度。按摩后耳垂发红并有热感最好。

对耳轮部反射区

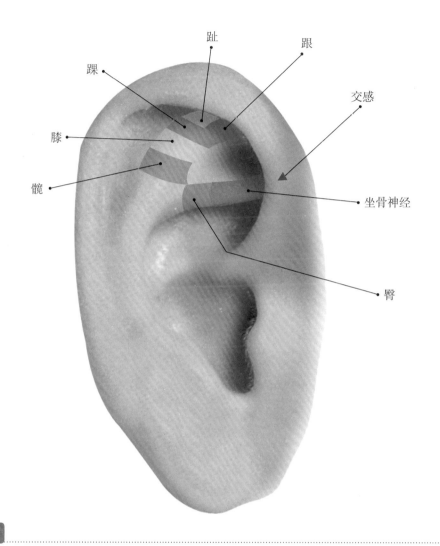

趾 跟 踝 膝 髋 交感 坐骨神经 臀

趾

主　　治　趾部疼痛、甲沟炎。

定　　位　对耳轮上脚的后上方近耳尖部。

按摩手法　用食指来回旋转擦揉此反射区，直至有发热感为止，也可用按摩棒对准反射区，以适当的力度按摩 1~2 分钟。

跟

主　　治　足跟痛。

定　位　对耳轮上脚的前上方，近三角窝上部。

按摩手法　用食指来回旋转擦揉此反射区，直至有发热感为止，也可用按摩棒对准反射区，以适当的力度按摩 1~2 分钟。

踝

主　治　踝关节扭伤。

定　位　跟、膝两穴之间。

按摩手法　用食指来回旋转擦揉此反射区，直至有发热感为止，也可用按摩棒对准反射区，以适当的力度按摩 1~2 分钟。

膝

主　治　膝关节肿痛。

定　位　对耳轮上脚的中 1/3 处。

按摩手法　用食指来回旋转擦揉此反射区，直至有发热感为止，也可用按摩棒对准反射区，以适当的力度按摩 1~2 分钟。

髋

主　治　髋关节疼痛、坐骨神经痛。

定　位　对耳轮上脚的下 1/3 处。

按摩手法　用食指来回旋转擦揉此反射区，直至有发热感为止，也可用按摩棒对准反射区，以适当的力度按摩 1~2 分钟。

臀

主　治　臀筋膜炎、坐骨神经痛。

定　位　对耳轮下脚的后 1/3 处。

按摩手法　用食指来回旋转擦揉此反射区，直至有发热感为止。也可用 0.5 厘米见方的医用胶布将米粒压贴于此，捏压 30 秒左右，至耳部有热痛感为止，保留压贴物。

坐骨神经

主　治　坐骨神经痛。

定　位　对耳轮下脚的前 2/3 处。

按摩手法　用食指来回旋转擦揉此反射区，直至有发热感为止，也可用按摩棒对准反射区，以适当的力度按摩 1~2 分钟。

主　治　胃肠痉挛、心绞痛、胆绞痛、输尿管结石、自主神经功能紊乱。

定　位　对耳轮下脚的末端与耳轮交界处。

按摩手法　用食指来回旋转擦揉此反射区，直至有发热感为止，也可用按摩
　　　　　棒对准反射区，以适当的力度按摩 1~2 分钟。

三角窝部反射区

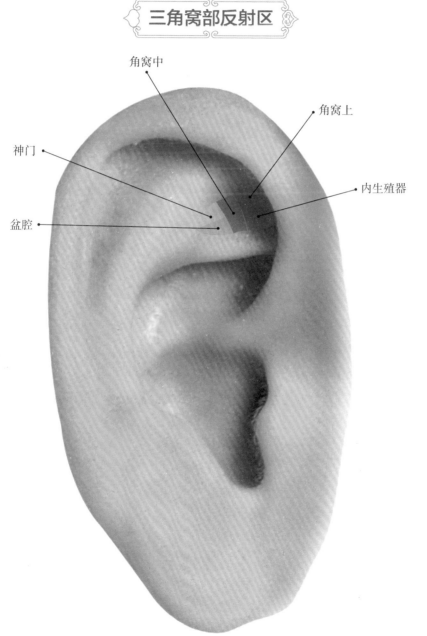

角窝中

角窝上

神门

内生殖器

盆腔

神门

主 治	失眠、多梦、痛症、戒断综合征。

主　　治　失眠、多梦、痛症、戒断综合征。

定　　位　在三角窝内，对耳轮上、下脚分叉处稍上方。

按摩手法　用食指或按摩棒点按此反射区，由轻到重按摩 1~2 分钟，以能忍受为度。按摩后耳郭发红并有热感最好。

盆腔

主　　治　盆腔炎。

定　　位　在三角窝内，对耳轮上、下脚分叉处稍下方。

按摩手法　用食指按揉此反射区，或用王不留行种子贴压此反射区，由轻到重按压 1~2 分钟，以能忍受为度。

角窝中

主　　治　哮喘。

定　　位　三角窝中 1/3 处。

按摩手法　用食指或按摩棒点按此反射区，由轻到重按摩 1~2 分钟，以能忍受为度。

内生殖器

主　　治　月经不调、痛经、白带过多、功能性子宫出血、遗精、早泄。

定　　位　三角窝前 1/3 处的下部。

按摩手法　用食指按揉此反射区，或用王不留行种子贴压此反射区，由轻到重按摩 1~2 分钟，以能忍受为度。

角窝上

主　　治　高血压。

定　　位　三角窝前上方。

按摩手法　用食指按揉此反射区，或用王不留行种子贴压此反射区，由轻到重按摩 1~2 分钟，以能忍受为度。

耳屏部反射区

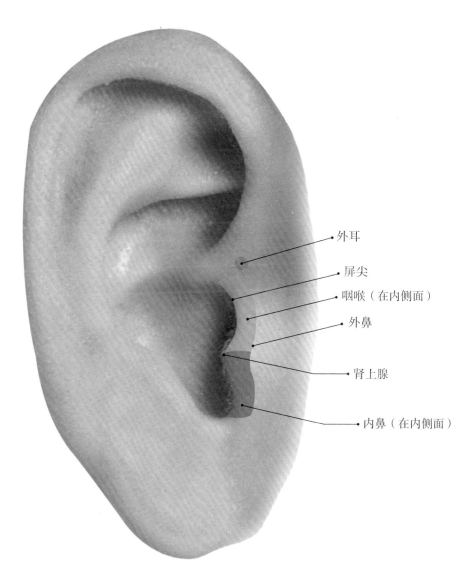

外耳

屏尖

咽喉（在内侧面）

外鼻

肾上腺

内鼻（在内侧面）

外耳

主　　治　外耳道炎、中耳炎、耳鸣。

定　　位　屏上切迹前方近耳轮部。

按摩手法　用食指或按摩棒点按此反射区，由轻到重按摩 1~2 分钟，以能忍
受为度。按摩后耳郭发红并有热感最好。

外鼻

主　治　鼻前庭炎、鼻炎。

定　位　耳屏外侧面正中稍前。

按摩手法　用食指或按摩棒点按此反射区，由轻到重按摩 1~2 分钟，以能忍受为度。按摩后耳郭发红并有热感最好。

屏尖

主　治　发热、牙痛。

定　位　耳屏上部隆起的尖端。

按摩手法　用拇、食指捏揉此反射区，由轻到重按摩 1~2 分钟，以能忍受为度。

肾上腺

主　治　低血压、风湿性关节炎、腮腺炎、间日疟。

定　位　耳屏下部隆起的尖端。

按摩手法　用按摩棒对准反射区，以适当的力度按摩 1~2 分钟。也可用 0.5 厘米见方的医用胶布将米粒压贴于此，捏压 30 秒左右，耳部有热痛感为止，保留压贴物。

咽喉

主　治　咽喉炎、扁桃体炎。

定　位　耳屏内侧面上 1/2 处。

按摩手法　用食指来回旋转擦揉此反射区，直至有发热感为止。也可用按摩棒对准反射区，以适当的力度按摩 1~2 分钟。

内鼻

主　治　鼻炎、副鼻窦炎。

定　位　耳屏内侧面下 1/2 处。

按摩手法　用按摩棒对准反射区，以适当的力度按摩 1~2 分钟。也可用 0.5 厘米见方的医用胶布将米粒压贴于此，捏压 30 秒左右，耳部有热痛感为止，保留压贴物。

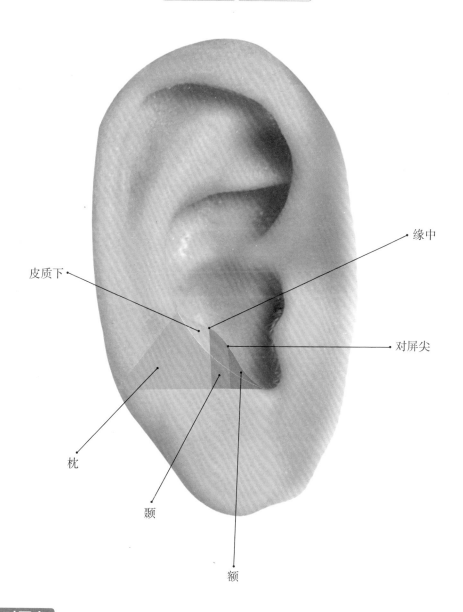

缘中

皮质下

对屏尖

枕

颞

额

对屏尖

主　　治　　哮喘、腮腺炎、皮肤瘙痒症、睾丸炎、附睾炎。

定　　位　　在对耳屏的尖端。

按摩手法　　用拇、食两指捏揉此反射区，由轻到重按摩 1~2 分钟，以能忍受
　　　　　　为度。

缘中

主　治　遗尿、内耳性眩晕症。

定　位　在对耳屏的上缘，对屏尖与屏轮切迹的中点。

按摩手法　用拇、食两指捏揉此反射区，由轻到重按摩 1~2 分钟，以能忍受为度。

枕

主　治　头晕、头痛、哮喘、癫痫、神经衰弱。

定　位　在对耳屏外侧面的后部。

按摩手法　用食指来回旋转擦揉此反射区，直至有发热感为止，也可用按摩棒对准反射区，以适当的力度按摩 1~2 分钟。

颞

主　治　偏头痛。

定　位　在对耳屏外侧面的中部。

按摩手法　用按摩棒对准反射区，以适当的力度按摩 1~2 分钟。也可用 0.5 厘米见方的医用胶布将米粒压贴于此，捏压 30 秒左右，至耳部有热痛感为止，保留压贴物。

额

主　治　头晕、头痛、失眠、多梦。

定　位　在对耳屏外侧面的前部。

按摩手法　用食指来回旋转擦揉此反射区，直至有发热感为止，也可用按摩棒对准反射区，以适当的力度按摩 1~2 分钟。

皮质下

主　治　痛症、间日疟、神经衰弱、假性近视。

定　位　在对耳屏内侧面。

按摩手法　用食指来回旋转擦揉此反射区，直至有发热感为止。也可用 0.5 厘米见方的医用胶布将米粒压贴于此，捏压 30 秒左右，至耳部有热痛感为止，保留压贴物。

耳甲部反射区

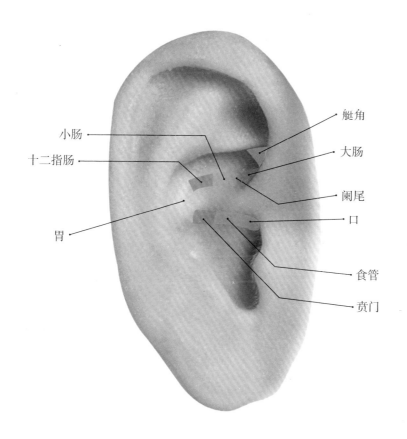

小肠

十二指肠

胃

艇角

大肠

阑尾

口

食管

贲门

口

主　治　面瘫、口腔炎、胆囊炎、胆石症、戒断综合征。

定　位　耳轮脚下方前 1/3 处。

按摩手法　用食指来回旋转擦揉此反射区，直至有发热感为止，也可用按摩
　　　　　棒对准反射区，以适当的力度按摩 1~2 分钟。

食管

主　治　食管炎、食管痉挛。

定　位　耳轮脚下方中 1/3 处。

按摩手法　用食指来回旋转擦揉此反射区，直至有发热感为止，也可用按摩
　　　　　棒对准反射区，以适当的力度按摩 1~2 分钟。

贲门

主　治　贲门痉挛、神经性呕吐。

定　位　耳轮脚下方后 1/3 处。

按摩手法　用食指来回旋转擦揉此反射区，直至有发热感为止，也可用按摩棒对准反射区，以适当的力度按摩 1~2 分钟。

胃

主　治　胃痉挛、胃痛、胃溃疡、失眠、牙痛、消化不良。

定　位　耳轮脚消失处。

按摩手法　用按摩棒对准反射区，以适当的力度按摩 1~2 分钟。也可用 0.5 厘米见方的医用胶布将米粒压贴于此，捏压 30 秒左右，至耳部有热痛感为止，保留压贴物。

艇角

主　治　前列腺炎、尿道炎。

定　位　耳甲艇前上角。

按摩手法　用食指来回旋转擦揉此反射区，直至有发热感为止，也可用按摩棒对准反射区，以适当的力度按摩 1~2 分钟。

大肠

主　治　腹泻、便秘、痤疮、咳嗽。

定　位　耳轮脚上方前部。

按摩手法　用食指来回旋转擦揉此反射区，直至有发热感为止，也可用按摩棒对准反射区，以适当的力度按摩 1~2 分钟。

阑尾

主　治　单纯性阑尾炎、腹泻。

定　位　大、小肠两穴之间。

按摩手法　用食指来回旋转擦揉此反射区，直至有发热感为止，也可用按摩棒对准反射区，以适当的力度按摩 1~2 分钟。

十二指肠

主　治　十二指肠溃疡、胆囊炎、胆石症、幽门痉挛。

定　位　耳轮脚上方后部。

按摩手法 用食指来回旋转擦揉此反射区，直至有发热感为止，也可用按摩棒对准反射区，以适当的力度按摩 1~2 分钟。

小肠

主　　治　消化不良、腹痛、心动过速、心律不齐。

定　　位　耳轮脚上方中部。

按摩手法 用食指来回旋转擦揉此反射区，直至有发热感为止，也可用按摩棒对准反射区，以适当的力度按摩 1~2 分钟。

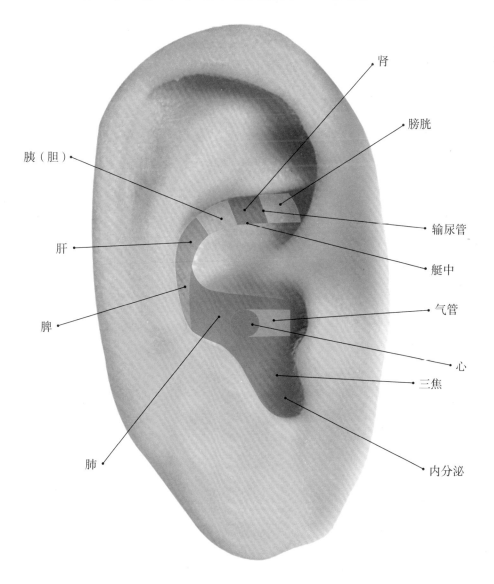

肾
膀胱
胰（胆）
肝
脾
输尿管
艇中
气管
心
三焦
肺
内分泌

膀胱

主　　治　膀胱炎、遗尿症、尿潴留、腰痛、坐骨神经痛、后头痛。

定　　位　肾与艇角两穴之间。

按摩手法　用按摩棒对准反射区，以适当的力度按摩 1~2 分钟。也可用 0.5 厘米见方的医用胶布将米粒压贴于此，捏压 30 秒左右，至耳部有热痛感为止，保留压贴物。

输尿管

主　　治　输尿管结石绞痛。

定　　位　肾与膀胱两穴之间。

按摩手法　用按摩棒对准反射区，以适当的力度按摩 1~2 分钟。也可用 0.5 厘米见方的医用胶布将米粒压贴于此，捏压 30 秒左右，至耳部有热痛感为止，保留压贴物。

肾

主　　治　肾盂肾炎、腰痛、耳鸣、神经衰弱、遗精、早泄、遗尿、月经不调、哮喘。

定　　位　对耳轮上、下脚分叉处下方。

按摩手法　用食指来回旋转擦揉此反射区，直至有发热感为止。也可用按摩棒对准反射区，以适当的力度按摩 1~2 分钟。

胰（胆）

主　　治　胆囊炎、胆石症、胆道蛔虫症、偏头痛、带状疱疹、中耳炎、耳鸣、听力减退、急性胰腺炎。

定　　位　肝、肾两穴之间，左耳为胰，右耳为胆。

按摩手法　食指指腹对准反射区，拇指掌侧置于耳背相应位置，并给予一定的压力，反复按摩 1~2 分钟，使局部产生热感。也可用按摩棒点压此反射区 1~2 分钟。

艇中

主　　治　腹痛、腹胀、胆道蛔虫症、腮腺炎。

定　　位　耳甲艇中央。

按摩手法　食指指腹对准反射区，拇指掌侧置于耳背相应位置，并给予一定的压力，反复按摩 2~3 分钟，使局部产生热感。也可用按摩棒点按此反射区 1~2 分钟。

肝

主　　治　胁痛、眩晕、经前期紧张症、月经不调、更年期综合征、高血压、假性近视、单纯性青光眼。

定　　位　耳甲艇的后下部。

按摩手法　食指指腹对准反射区，拇指掌侧置于耳背相应位置，并给予一定的压力，反复按摩 2~3 分钟，使局部产生热感。也可用按摩棒点按此反射区 1~2 分钟。

脾

主　　治　腹胀、腹泻、便秘、食欲不振、功能性子宫出血、白带过多、内耳性眩晕症。

定　　位　耳甲腔的后上方。

按摩手法　用食指来回旋转擦揉此反射区，直至有发热感为止。也可用 0.5 厘米见方的医用胶布将米粒压贴于此，捏压 30 秒左右，至耳部有热痛感为止，保留压贴物。

心

主　　治　心血管系统疾病、口舌生疮。

定　　位　耳甲腔中央。

按摩手法　用按摩棒对准反射区，以适当的力度按摩 1~2 分钟。也可用 0.5 厘米见方的医用胶布将米粒压贴于此，捏压 30 秒左右，至耳部有热痛感为止，保留压贴物。

肺

主　　治　呼吸系统疾病、皮肤病、便秘、声嘶、无脉症。

定　　位　耳甲腔中央周围。

按摩手法　用食指来回旋转擦揉此反射区，直至有发热感为止。也可用 0.5 厘米见方的医用胶布将米粒压贴于此，捏压 30 秒左右，至耳部有热痛感为止，保留压贴物。

气管

主　　治　咳嗽。

定　　位　在耳甲腔内，外耳道口与心穴之间。

按摩手法 用食指来回旋转擦揉此区，直至有发热感为止。也可用 0.5 厘米见方的医用胶布将米粒压贴于此，捏压 30 秒左右，至耳部有热痛感为止，保留压贴物。

内分泌

主　治 痛经、月经不调、更年期综合征、痤疮、间日疟。

定　位 耳甲腔底部屏间切迹内。

按摩手法 用按摩棒对准反射区，以适当的力度按摩 1~2 分钟。也可用 0.5 厘米见方的医用胶布将米粒压贴于此，捏压 30 秒左右，至耳部有热痛感为止，保留压贴物。

三焦

主　治 便秘、腹胀、上肢外侧疼痛。

定　位 耳甲腔底部内分泌穴上方。

按摩手法 用食指来回旋转擦揉此区，直至有发热感为止。也可用 0.5 厘米见方的医用胶布将米粒压贴于此，捏压 30 秒左右，至耳部有热痛感为止，保留压贴物。

耳舟部反射区

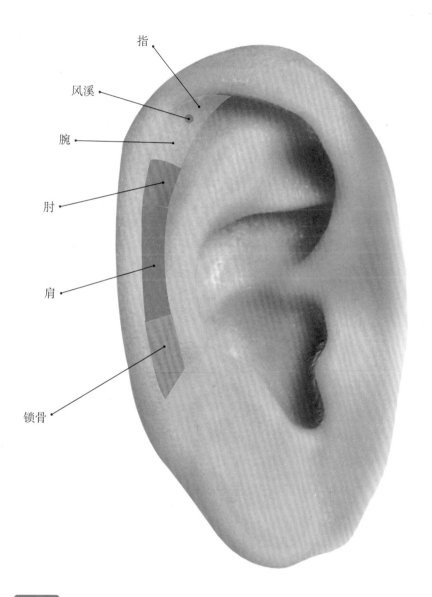

指

风溪

腕

肘

肩

锁骨

风溪

主　　治　荨麻疹、皮肤瘙痒症、过敏性鼻炎。

定　　位　指、腕两穴之间。

按摩手法　用按摩棒对准反射区，以适当的力度按摩 1~2 分钟。

指

主　治　手指疼痛和麻木、甲沟炎。

定　位　自上而下将耳舟分成六等份，第一等份为"指"，第二等份为"腕"，第三等份为"肘"，第四、第五等份为"肩"，第六等份为"锁骨"。

按摩手法　用食指来回旋转擦揉此反射区，直至有发热感为止。也可用按摩棒对准反射区，以适当的力度按摩1~2分钟。

腕

主　治　腕部疼痛。

按摩手法　用按摩棒对准反射区，以适当的力度按摩1~2分钟。也可用0.5厘米见方的医用胶布将米粒压贴于此，捏压30秒左右，至耳部有热痛感为止，保留压贴物。

肘

主　治　肘部疼痛、肱骨外上踝炎。

按摩手法　用食指来回旋转擦揉此区，直至有发热感为止。也可用0.5厘米见方的医用胶布将米粒压贴于此，捏压30秒左右，至耳部有热痛感为止，保留压贴物。

肩

主　治　肩关节周围炎、肩部疼痛。

按摩手法　用按摩棒对准反射区，以适当的力度按摩1~2分钟。也可用0.5厘米见方的医用胶布将米粒压贴于此，捏压30秒左右，至耳部有热痛感为止，保留压贴物。

锁骨

主　治　肩关节周围炎。

按摩手法　用食指来回旋转擦揉此区，直至有发热感为止。也可用按摩棒对准反射区，以适当的力度按摩1~2分钟。

对耳轮体部反射区

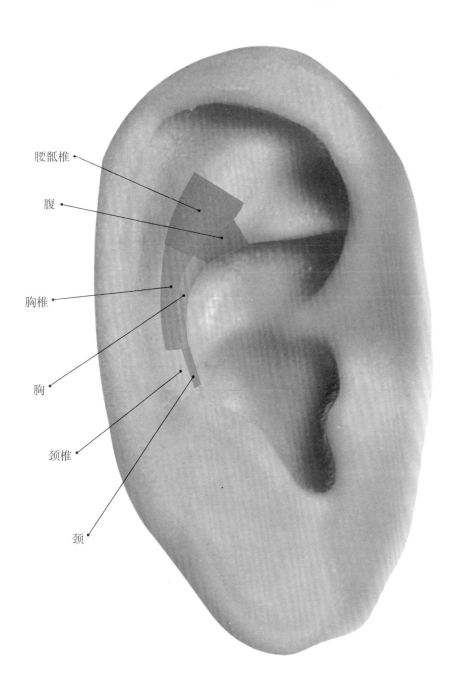

腰骶椎

腹

胸椎

胸

颈椎

颈

颈椎

主　治　落枕、颈椎综合征。

定　位　在对耳轮体部，将轮屏切迹至耳轮上、下脚分叉处分成五等份：下 1/5 为颈椎，中 2/5 为胸椎，上 2/5 为腰骶椎。

按摩手法　食指指腹对准反射区，拇指掌侧置于耳背相应位置，并给予一定的压力，反复按摩 2~3 分钟，使局部产生热感，也可用按摩棒点按此反射区 1~2 分钟。

胸椎

主　治　胸胁胀痛、经前乳房胀痛、乳腺炎、产后泌乳不足。

按摩手法　食指指腹对准反射区，拇指掌侧置于耳背相应位置，并给予一定的压力，反复按摩 2~3 分钟，使局部产生热感，也可用按摩棒点按此反射区 1~2 分钟。

腰骶椎

主　治　腰骶部疼痛。

按摩手法　食指指腹对准反射区，拇指掌侧置于耳背相应位置，并给予一定的压力，反复按摩 2~3 分钟，使局部产生热感，也可用按摩棒点按此反射区 1~2 分钟。

颈

主　治　落枕、颈椎病、头昏、耳鸣。

定　位　颈椎前侧耳甲缘。

按摩手法　食指指腹对准反射区，拇指掌侧置于耳背相应位置，并给予一定的压力，反复按摩 2~3 分钟，使局部产生热感，也可用按摩棒点按此反射区 1~2 分钟。

胸

主　治　胸胁疼痛、胸闷、乳腺炎。

定　位　胸椎前侧耳甲缘。

按摩手法　食指指腹对准反射区，拇指掌侧置于耳背相应位置，并给予一定的压力，反复按摩 2~3 分钟，使局部产生热感，也可用按摩棒点按此反射区 1~2 分钟。

主　　治　　腹胀、腹痛、腹泻、急性腰扭伤。

定　　位　　腰骶椎前侧耳甲缘。

按摩手法　　食指指腹对准反射区，拇指掌侧置于耳背相应位置，并给予一定
　　　　　　的压力，反复按摩 2~3 分钟，使局部产生热感，也可用按摩棒点
　　　　　　按此反射区 1~2 分钟。

耳背部反射区

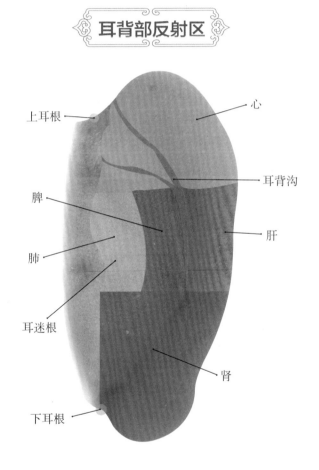

上耳根

心

脾

耳背沟

肺

肝

耳迷根

肾

下耳根

上耳根

主　　治　　鼻出血。

定　　位　　耳根最上缘。

按摩手法　　拇指指尖点按此反射区，食指指腹置于耳屏相应位置，并给予一
　　　　　　定的压力，反复按摩 2~3 分钟，使局部产生热感。

主　　治　胆囊炎、胆石症、胆道蛔虫症、腹痛、腹泻、鼻塞、心动过速。

定　　位　耳背与乳突交界的根部，耳轮脚对应处。

按摩手法　拇指指尖点按此反射区，食指指腹置于耳屏相应位置，并给予一定的压力，反复按摩2~3分钟，使局部产生热感。

下耳根

主　　治　低血压。

定　　位　耳根最下缘。

按摩手法　拇指指尖点按此反射区，食指指腹置于耳屏相应位置，并给予一定的压力，反复按摩2~3分钟，使局部产生热感。

耳背沟

主　　治　高血压、皮肤瘙痒症。

定　　位　对耳轮上、下脚及对耳轮主干在耳背面呈"Y"字形凹沟部。

按摩手法　拇指指尖点按此反射区，食指指腹置于耳屏相应位置，并给予一定的压力，反复按摩2~3分钟，使局部产生热感。

心

主　　治　失眠、心悸、多梦。

定　　位　耳背上部。

按摩手法　拇指指尖点按此反射区，食指指腹置于耳屏相应位置，并给予一定的压力，反复按摩2~3分钟，使局部产生热感。

脾

主　　治　食欲不振。

定　　位　耳轮脚消失处的耳背部。

按摩手法　拇指指尖点按此反射区，食指指腹置于耳屏相应位置，并给予一定的压力，反复按摩2~3分钟，使局部产生热感。

肝

主　　治　胆囊炎、胆石症、胁痛。

定　　位　在脾的耳轮侧。

按摩手法　拇指指尖点按此反射区，食指指腹置于耳屏相应位置，并给予一定的压力，反复按摩2~3分钟，使局部产生热感。

肺

主　　治　咳嗽、皮肤瘙痒症。

定　　位　在脾的耳根侧。

按摩手法　拇指指尖点按此反射区，食指指腹置于耳屏相应位置，并给予一
　　　　　定的压力，反复按摩 2~3 分钟，使局部产生热感。

肾

主　　治　头痛、头晕、神经衰弱。

定　　位　在耳背下部。

按摩手法　拇指指尖点按此反射区，食指指腹置于耳屏相应位置，并给予一
　　　　　定的压力，反复按摩 2~3 分钟，使局部产生热感。

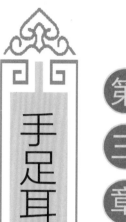

第三章

手足耳反射区按摩治疗常见病

了解和掌握手部、足部、耳部反射区分布的目的在于我们可以通过刺激相应的反射区缓解身体不适，辅助治疗常见疾病，用科学的方法提高身体的健康指数。

头痛

头痛是人能自我感觉到的一种病症，在临床上较为常见。中医认为，头痛一证，急性为"头痛"，慢性为"头风"，多为外感和内伤所致。

手部按摩 | 大脑反射区、大陵穴

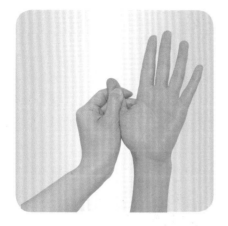

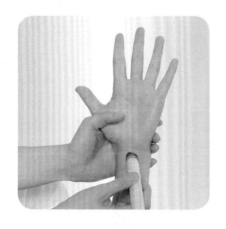

1 用拇指指端掐按大脑反射区 2~3 分钟。

2 用拇指指腹按压大陵穴 1~2 分钟，也可用艾灸或牙签刺激。

足部按摩 | 颈项反射区、太冲穴

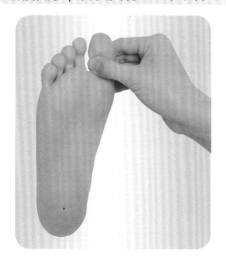

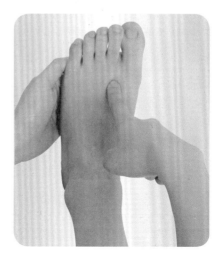

1 沿着脚趾根部向内侧压推颈项反射区 15~20 次。

2 用食指指尖用力掐按太冲穴，每按 15 秒放松一次。

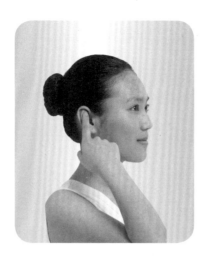

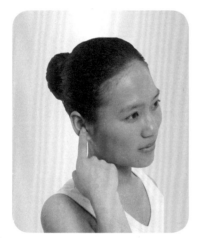

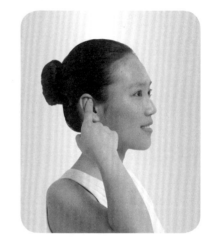

用食指指尖对准神门、皮质下、交感等反射区点按 2~3 分钟，每日 1 次。

耳鸣耳聋

耳鸣系自觉耳内有响声出现，耳聋则为听力减退，临床上往往同时存在。中医认为本症多与肝（胆）、肾有关，实证多因肝胆火旺或痰火蒙窍，虚证则因肾阴亏损或心肾不交所致。

手部按摩 | 耳、肾反射区，关冲穴

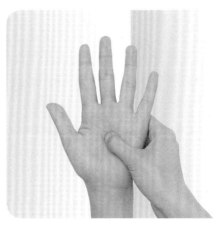

2 用拇指指腹按揉或用牙签刺激肾反射区 7~10 次。

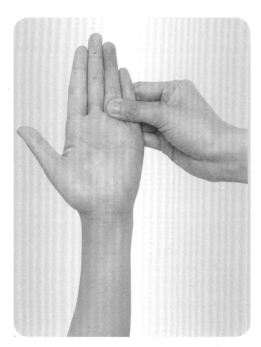

1 用拇指和食指揉搓耳反射区 3~5 分钟。

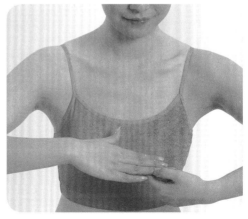

3 用拇指指端掐按关冲穴 1~3 分钟。

足部按摩 | 至阴穴、内耳迷路反射区

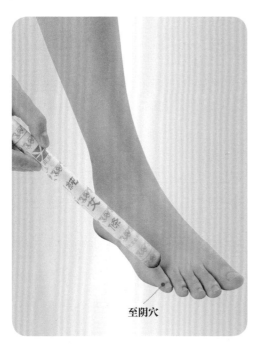

至阴穴

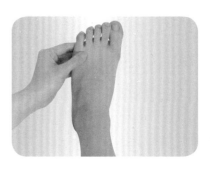

2 用拇指指腹沿内耳迷路反射区向脚趾方向按压 20~30 次。

1 用拇指点按至阴穴，也可用艾灸，每次灸 3~5 分钟。

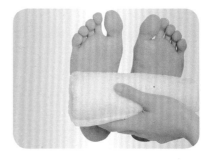

3 睡前用湿布冷敷足底可以改善耳鸣患者的发热症状。

耳部按摩 | 肝、肾反射区

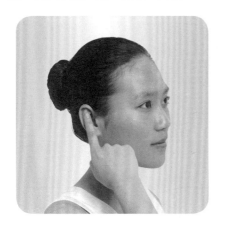

1 食指揉按肝反射区 1~2 分钟，以有酸痛感为宜。

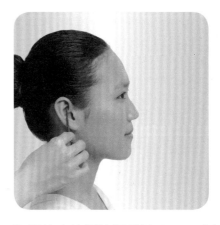

2 用按摩棒揉按肾反射区 1~2 分钟，以有酸痛感为宜。

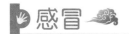 感冒

感冒是一种常见的外感病，一年四季都可发生，尤以冬春季节发病率为高。中医认为本病为卫气不足，风寒或风热之邪乘虚而入或因四时之气引起。

手部按摩 | 肺点、胸腔呼吸器官反射区

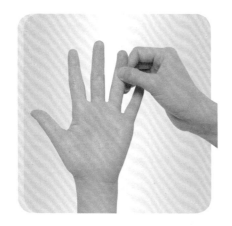

1 用拇指、食指掐按肺点 2~3 分钟，至局部有热胀感为宜。

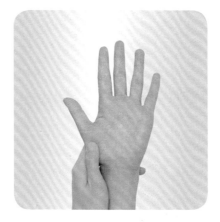

2 用拇指指腹揉按胸腔呼吸器官反射区 3~5 分钟，用力宜轻柔。

足部按摩 | 肾上腺、膀胱、胸部淋巴结、垂体、甲状旁腺反射区

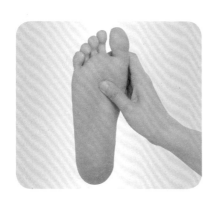

1 用拇指指腹推按肾上腺、膀胱反射区 20~30 次。

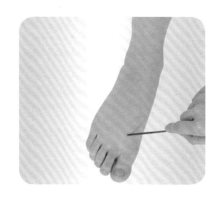

2 用按摩棒揉按胸部淋巴结反射区 20~30 次，双脚交替进行。

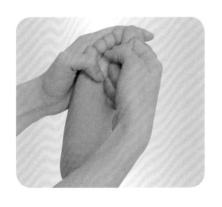

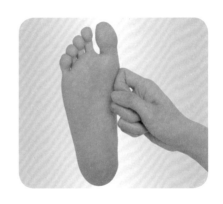

3 用食指指关节按垂体反射区 20~30 次。

4 用食指指关节刮按甲状旁腺反射区 20~30 次。

耳部按摩 | 肺、气管反射区

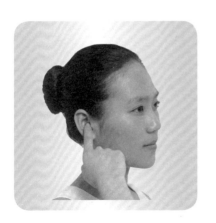

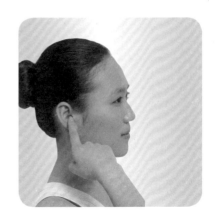

用食指揉按肺、气管反射区，每个反射区 1~2 分钟，以局部有热感或酸胀感为宜。

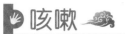 **咳嗽**

咳嗽主要是由各种感冒、呼吸道炎症引发的。中医认为"五脏六腑皆令人咳"，但主要还是邪犯于肺，引起肺气上逆所致。引起咳嗽的病变也主要在肺，所以治疗应以宣通肺气、疏散外邪为主。

手部按摩 | 肺、胸腔呼吸器官反射区

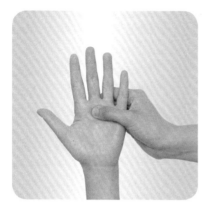 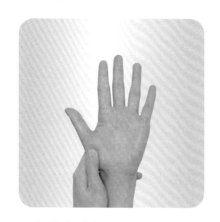

1 用拇指指腹按揉肺反射区 3~5 分钟，用力宜轻柔，动作宜和缓、协调、有规律。

2 用拇指指腹按揉胸腔呼吸器官反射区 3~5 分钟，用力宜轻柔，动作宜和缓、协调、有规律。

足部按摩 | 肺及支气管、肾脏、输尿管、膀胱反射区

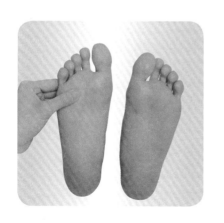

1 揉按肺及支气管反射区 5 分钟。按摩肺及支气管反射区，可以调节肺功能，长期坚持对持久性的咳嗽有良好的治疗效果，对上呼吸道炎症、肺结核、肺气肿等病症也很有效。

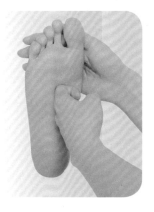
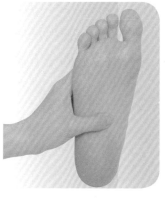
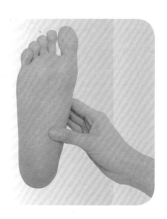

2 用拇指指端推揉肾脏、输尿管、膀胱反射区，动作连续均匀，每个反射区推按 3 分钟。按摩这三个反射区可以增强泌尿系统功能，加速代谢废物的滤出、分泌和排泄，有助于减轻咳嗽的症状。

耳部按摩 | 肺、气管、咽喉、肾上腺反射区

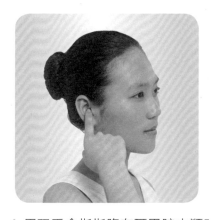
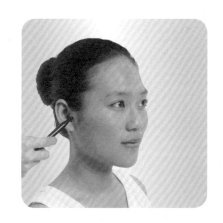

1 用双手食指指腹在耳甲腔内顺时针方向按揉数圈，再逆时针方向按揉数圈， 耳甲腔内分布有肺、气管等反射区，依此法按摩可缓解咳嗽。

2 放松耳屏，用按摩棒刺激咽喉和肾上腺反射区。左右耳屏同时进行，各揉按 20 次。揉按时不要过于用力，以双耳屏发红充血为宜。

眩晕

眩是眼花，晕是头晕，眩晕是指眼花头晕，两者同时并见，是一种运动幻觉，多表现为旋转、翻滚、摇摆、浮沉等感觉。中医认为，眩晕与机体素亏、病后体弱、忧思郁虑以及过食辛辣肥甘之物有关。

手部按摩 | 耳、颈项反射区

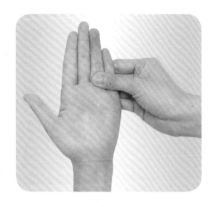

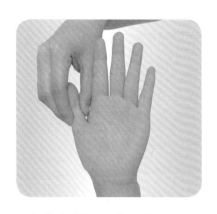

1 用拇指与其他四指配合揉按耳反射区 3~5 分钟。

2 用拇指与其他四指配合揉按颈项反射区 3~5 分钟。

足部按摩 | 小脑及脑干、内耳迷路反射区

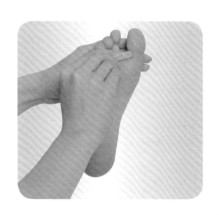

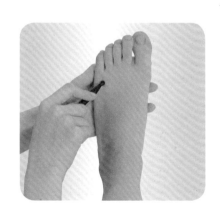

1 用拇指指腹按摩或牙签、发夹刺激小脑及脑干反射区 3~5 分钟。

2 用拇指指端或牙签、发夹刺激内耳迷路反射区 1~2 分钟，以局部有热感、酸胀感为宜。

胸闷

胸闷是一种主观感觉，即呼吸费力或气不够用。它可能是身体器官的功能性表现，也可能是人体发生疾病的早期症状之一。症状有轻有重，如果长期有严重胸闷症状，还需尽快就医，查明病因，对症治疗。

手部按摩 | 中冲穴、神门穴、肺、支气管反射区

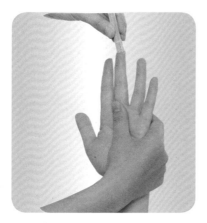

1 用发夹或牙签刺激中冲穴 7~15 次。

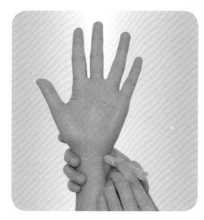

2 用牙签刺激神门穴 1~3 分钟。

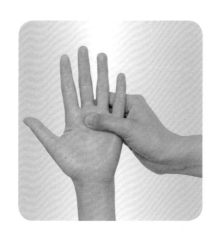

3 用拇指指腹揉按肺反射区 1~3 分钟。

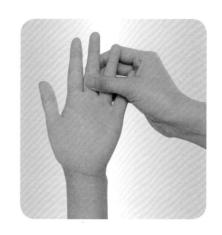

4 用拇指指腹揉按支气管反射区 1~3 分钟。

足部按摩 | 心、胸（乳房）、横膈膜反射区

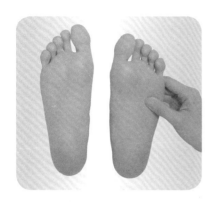

1 用拇指指腹推揉心反射区 2~3 分钟。

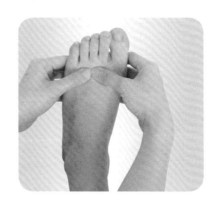

2 用拇指推揉胸（乳房）反射区 2~3 分钟。

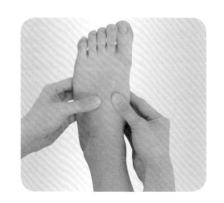

3 用拇指推揉横膈膜反射区 2~3 分钟。

👋 晕车晕船 🚗

　　在乘坐车、船时，经受震动、摇晃的刺激，引起眩晕、呕吐等晕车症状。中医认为本病属于眩晕范畴，多以内伤虚损为主，多因气血亏虚、肾精不足、脑髓失养所致。

手部按摩 | 大脑、心脏反射区

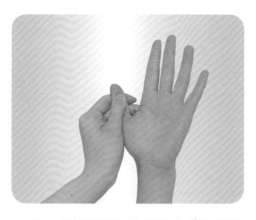

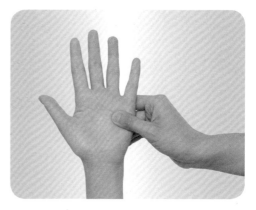

1 乘车前用拇指和食指揉按大脑反射区 3~5 分钟。

2 用拇指指腹推按心脏反射区 3~5 分钟。

足部按摩 | 大脑、小脑及脑干、内耳迷路反射区

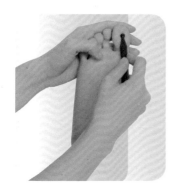
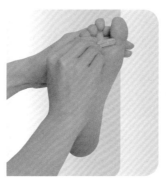
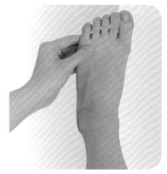

乘车前按摩大脑、小脑及脑干、内耳迷路反射区各 1~3 分钟。

水肿

过多的体液在组织间隙或体腔中积聚称为水肿。中医认为，引起水肿的主要原因是脾、肺、肾功能失调，治疗宜宣肺、健脾、温肾。

耳部按摩｜肾、脾、肺反射区

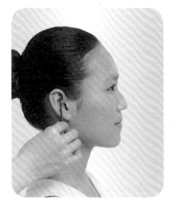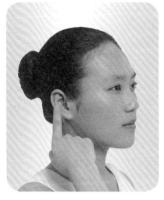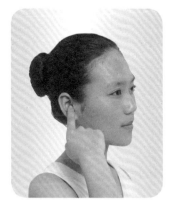

用食指或按摩棒对准肾、脾、肺等反射区按摩，每个反射区 2~3 分钟，直到耳部有热痛感为止。

足部按摩｜涌泉穴、肾上腺反射区

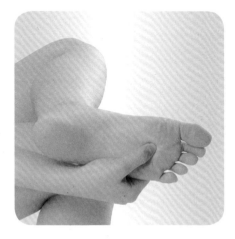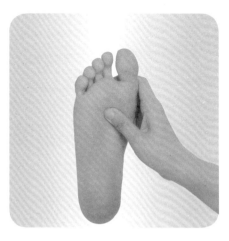

1 用拇指指腹揉按涌泉穴 3~5 分钟，力度由轻到重。

2 用拇指指腹按摩肾上腺反射区 3~5 分钟。

三叉神经痛

三叉神经痛是指一种原因未明的面部三叉神经分布区内的短暂性、反复发作的剧烈疼痛，常发于一侧面部，在中医称"面痛"。可由风、寒、热外邪或肝胃实热上冲或阴虚阳亢、虚火上炎导致面部经络气血阻滞不通所致。

耳部按摩 | 眼、颌、额、枕反射区

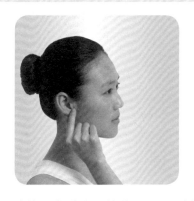

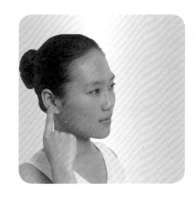

1 用食指和拇指相对揉捏耳垂，刺激眼、颌、额反射区，至局部发红、发热为度。

2 用食指按揉枕反射区，顺时针方向按揉 1~3 分钟。

足部按摩 | 三叉神经、眼反射区

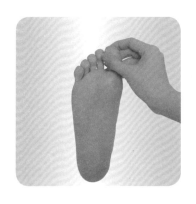

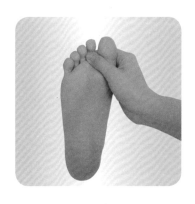

1 用拇指指腹稍用力按揉三叉神经反射区，力度以感觉稍痛为宜。

2 用拇指指腹按揉眼反射区，顺时针方向按揉 1~3 分钟。

🖐 腹泻 🌿

腹泻可分为急性腹泻和慢性腹泻两大类。本病在中医属"泄泻"范畴。认为病变主要在于脾胃与大小肠，其病因多为感受外邪、饮食所伤、七情不和及脏腑虚弱等。

耳部按摩 | 大肠、神门反射区

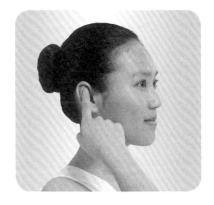 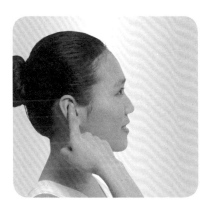

1 用按摩棒或食指点按大肠反射区 1~2 分钟，由轻到重，至局部皮肤红润。

2 用按摩棒或食指点按神门反射区，反复 10 次，以能耐受为度。

足部按摩 | 腹腔神经丛、肾上腺反射区

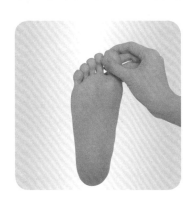 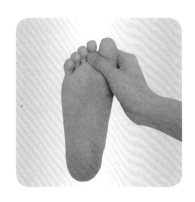

1 用拇指指腹按揉腹腔神经丛反射区 1~2 分钟。

2 用拇指指腹按揉肾上腺反射区 1~2 分钟。

便秘、痔疮

便秘是指大便秘结不通、排便时间长或虽有便意而排便困难，本病由肠胃燥热、津液耗伤、气机郁滞、气血不足等导致大肠传导功能失常引起。痔疮是静脉回流障碍，直肠末端黏膜下和肛管皮下的静脉丛发生扩张、曲张，形成的静脉团。常表现为便血、肿痛、脱垂等症。中医属"隐疮"，多因脏腑本虚、外感风湿、内蕴热毒、热结肠燥，久之气血不畅、瘀滞不散、结而为痔所致。

手部按摩 | 会阴点

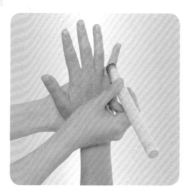

以艾灸的方法刺激会阴点3~5分钟。在进行艾灸时，应以刺激病侧的穴位为重点，另一侧为辅助。

耳部按摩 | 肛门、直肠、大肠、脾、肾上腺反射区

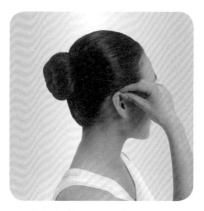

1 用食指揉按肛门反射区1~3分钟，以局部有发热感和酸胀感为宜。

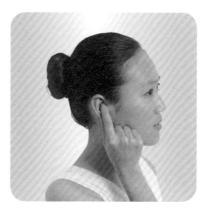

2 用食指揉按直肠反射区1~3分钟。

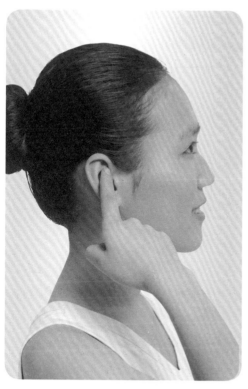

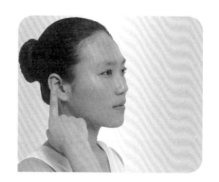

4 用食指揉按脾反射区 1~3 分钟。

3 用食指揉按大肠反射区 1~3 分钟。

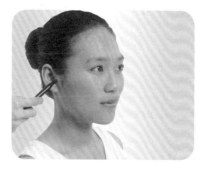

5 用按摩棒点按肾上腺反射区 1~3 分钟。

颈椎病

颈椎病是由于颈椎间盘退行性病变、颈椎骨质增生所引起的一系列临床症状的综合征。中医认为本病多为肝肾亏虚、血凝气滞、经络受阻所致。

手部按摩 | 颈椎反射区

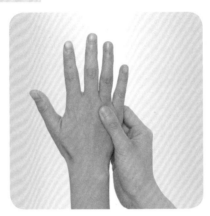

用拇指指腹揉按颈椎反射区 3~5 分钟。

耳部按摩 | 颈椎、神门反射区

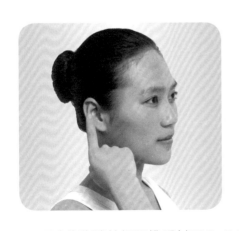

1 用食指指腹按揉颈椎反射区 3~5 分钟，以有热感、酸胀感为宜。

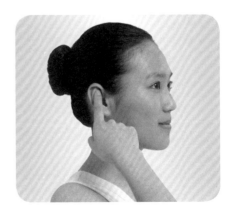

2 用食指指腹按揉神门反射区 3~5 分钟，以有热感、酸胀感为宜。

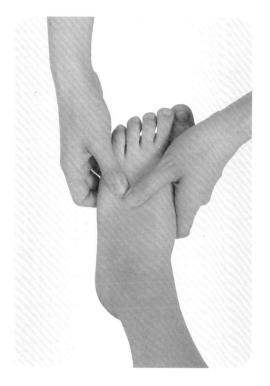

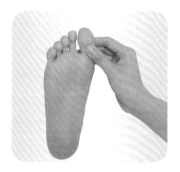

2 用拇指指腹推揉颈项反射
区 3~5 分钟。

1 用拇指指腹推揉肩胛骨反射区
3~5 分钟。

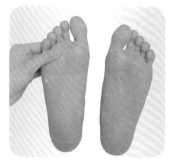

3 用拇指推揉斜方肌反射区
3~5 分钟。

腰椎骨质增生

腰长骨刺即是腰椎的骨质增生，单纯的长骨刺只是人体的一种保护性的生理反应，只有在具有骨质增生的同时，又有相应的临床症状或体征，如伴随出现腰部的疼痛、活动障碍等，才能被称作骨质增生症或骨性关节病。

手部按摩 | 腰椎、骶骨反射区，坐骨神经点，腰肌点

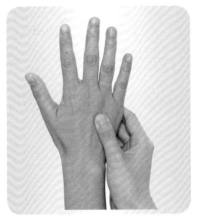

1 用拇指指腹按揉或用毛刷轻刷腰椎反射区 10~15 分钟。

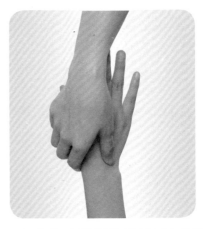

2 用拇指指腹沿骶骨反射区向手腕方向按揉 3~5 分钟。

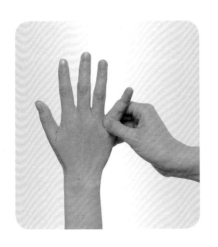

3 用拇指指腹揉按坐骨神经点 1~2 分钟。

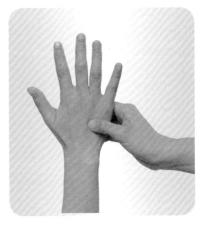

4 用拇指揉按腰肌点 3~5 分钟。

足部按摩 | 腰椎、髋关节、坐骨神经反射区

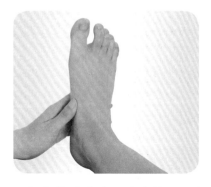

1 用拇指指腹向脚跟方向推压腰椎反射区 20~30 次。

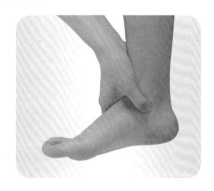

2 用拇指指腹沿内踝推按髋关节反射区 20~30 次。

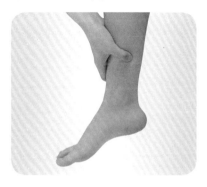

3 用拇指指腹推按足内侧坐骨神经反射区 20~30 次。

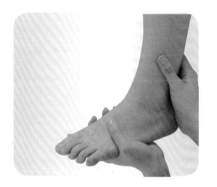

4 用拇指指腹推按足外侧坐骨神经反射区 20~30 次。

耳部按摩 | 腰骶椎、坐骨神经反射区

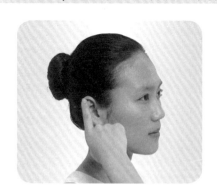

1 用拇指指腹按揉或用毛刷轻刷腰骶椎反射区 10~15 分钟。

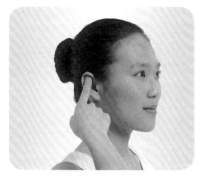

2 用食指指腹按揉坐骨神经反射区 1~3 分钟，至有酸胀感为宜。

糖尿病

糖尿病是由于胰岛素分泌不足引起的内分泌系统疾病，其特征为血糖过高及糖尿，在中医属"消渴"范畴。常因饮食不节、脾胃失职，或情志失调、气郁化火，或劳欲过度、耗损阴津而发病。

手部按摩 | 肺点、胃脾大肠反射区、曲池穴、脾点、肾点、三焦点

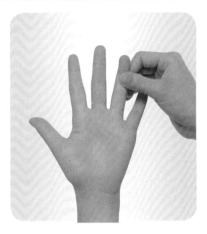

1 用拇指、食指揉按肺点反射区 3~5 分钟。用力宜轻柔，持续时间长一些。

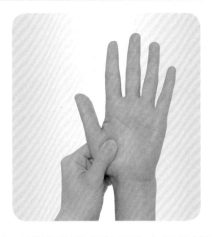

2 用拇指指腹揉按胃脾大肠反射区 3~5 分钟。

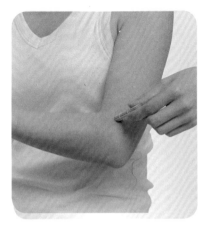

3 用牙签或发夹刺激曲池穴 3~5 分钟，用力宜轻柔，以免刺破皮肤。

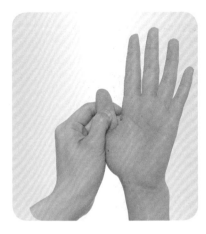

4 用拇指指腹按揉脾点反射区 1~3 分钟。

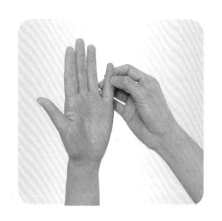

5 用拇指指腹按揉肾点反射区 1~3
分钟。

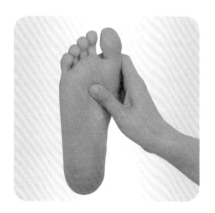

6 用拇指指腹按揉三焦点反射区
1~3 分钟。

足部按摩 | 肾上腺反射区

用拇指指腹按揉肾上腺反射
区 3~5 分钟。

耳部按摩 | 内分泌反射区

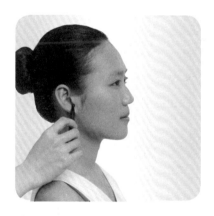

用按摩棒对准内分泌反射
区，顺时针方向按揉，至有
酸胀感、热感为宜。

冠心病

冠心病的全称是冠状动脉粥样硬化性心脏病。高血压、高脂血症、高血糖、肥胖、高龄等都是发病因素。中医认为，冠心病主要由气机郁滞、血脉瘀阻所致，治疗宜理气活血、养心益气。

手部按摩 | 心反射区、内关穴

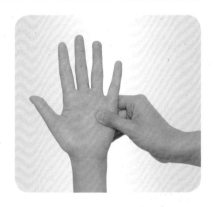

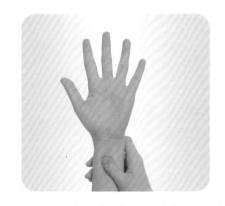

1 用拇指指腹揉按心反射区 5~10 分钟。每日按摩 2 次。

2 右侧胸痛，掐按左手内关穴；左侧胸痛，掐按右手内关穴。

耳部按摩 | 心反射区

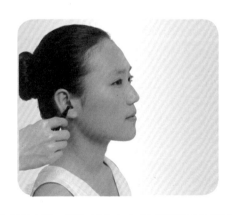

用按摩棒对准心反射区，顺时针方向按揉至局部发热、发胀为宜。

高血压

高血压是指动脉血压过高，临床表现为头痛、头晕、心悸、失眠、眼花、手脚麻木等。本病在中医属"眩晕""头痛"范畴，认为与情志失调、饮食不节、内伤虚损等因素有关。

手部按摩 | 大脑反射区、命门点

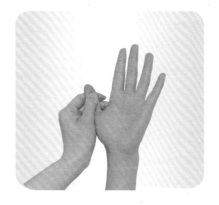

1 用拇指指腹揉按大脑反射区 3~5 分钟。

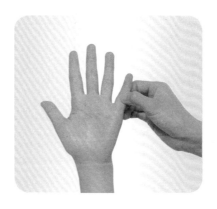

2 用拇指点按命门点 1~3 分钟，以局部有酸胀感为宜。

足部按摩 | 大脑、心反射区

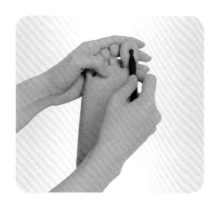

1 用拇指指腹揉按大脑反射区 3~5 分钟，也可用按摩棒刺激。

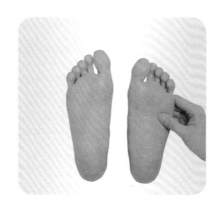

2 用拇指刮按左脚的心反射区 3~5 分钟。

耳部按摩 | 角窝上、肝反射区

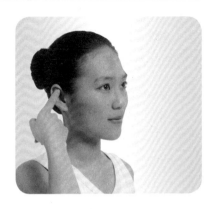 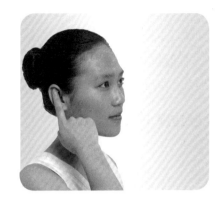

1 用食指或按摩棒对准角窝上反射区，以顺时针方向按揉，由轻到重，以局部发热、发胀、感觉舒适为宜。

2 用食指对准肝反射区，按揉 1~2 分钟。

肾小球肾炎

　　肾炎是肾小球的一种变态反应性炎症，又称肾小球肾炎，有急、慢性之分。中医认为急、慢性肾炎的发生是由于外邪侵袭、脾肾亏损所致，属于"阳水"（急性肾炎）、"阴水"（慢性肾炎）范畴。

耳部按摩 | 肾、肾上腺、膀胱、内分泌反射区

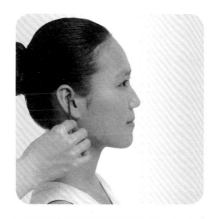

1 用按摩棒按揉肾反射区 1~3 分钟，至有酸胀感、热感为宜。

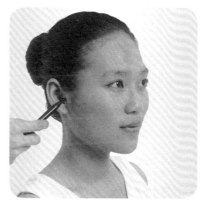

2 用按摩棒对准肾上腺反射区刺激 1~2 分钟。

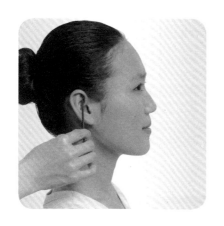

3 用按摩棒按揉膀胱反射区 1~3 分钟。

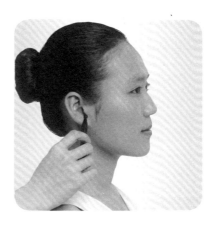

4 用按摩棒对准内分泌反射区刺激 1~3 分钟。

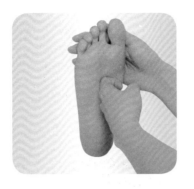

1 用食指刮按肾反射区 1~3 分钟，也可以用浴刷刺激。

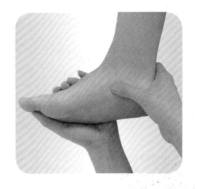

2 用拇指指腹对准足跟尿道和阴道反射区按揉 1~3 分钟。

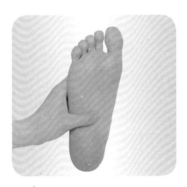

3 用拇指指腹按压输尿管反射区 1~3 分钟。

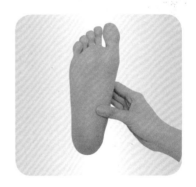

4 用拇指指腹按压膀胱反射区 1~3 分钟。

支气管疾病

支气管疾病是指支气管因受到细菌、病毒的感染或物理、化学因素的刺激以及过敏等而发生的炎症。中医认为本病与外邪的侵袭以及肺、脾、肾三脏功能的失调有关。

手部按摩 | 胸腔呼吸器官反射区、喘点

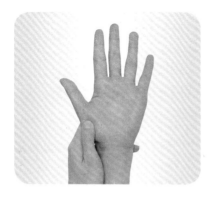

1 用拇指指腹推按胸腔呼吸器官反射区 1~2 分钟。

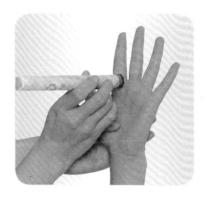

2 用拇指指端或艾灸刺激喘点 1~2 分钟。

足部按摩 | 肺和支气管、肾上腺反射区

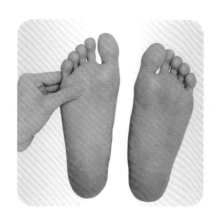

1 用拇指指腹推揉肺和支气管反射区 1~2 分钟。

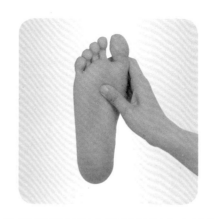

2 用拇指在肾上腺反射区定点按揉 1 分钟。

耳部按摩 | 肺、气管反射区

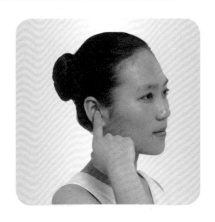 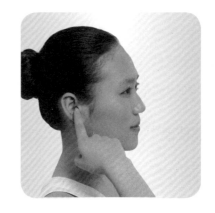

1 用食指揉按肺反射区 1~2 分钟，以局部有热感、酸胀感为宜。

2 用食指揉按气管反射区 1~2 分钟，以局部有热感、酸胀感为宜。

慢性胃炎

慢性胃炎指不同病因引起的胃膜的慢性炎症或萎缩性病变。中医认为多因长期情志不遂、饮食不节、劳逸失常，导致肝气郁结、脾失健运、胃脘失和，治疗宜理气、健脾。

手部按摩 | 胃、胃脾大肠反射区

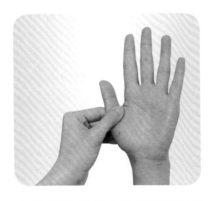

1 用拇指指腹稍用力按压胃反射区3~5分钟，以患者有得气感为度。

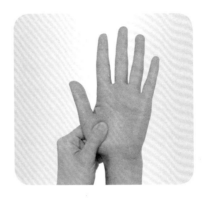

2 用拇指指腹稍用力按压胃脾大肠反射区 3~5分钟。

足部按摩 | 胃、十二指肠反射区

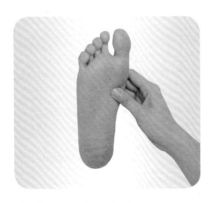

1 用拇指指腹稍用力按揉胃反射区3~5分钟，以患者有得气感为度。

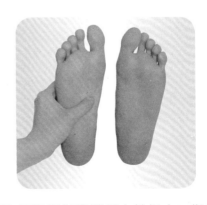

2 用拇指指腹稍用力按揉十二指肠反射区 3~5分钟

胆囊炎、胆石症

胆囊炎、胆石症是外科临床常见病。胆囊炎常诱发胆石症，胆石症又常促使胆囊发炎。在中医属"胆胀""胁痛"范畴，由情志不畅、饮食不洁或虫积而造成肝胆气滞、湿热瘀阻所致。

手部按摩 | 胆囊、胃脾大肠反射区

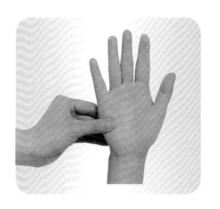

1 用拇指指端点按右手胆囊反射区1~2分钟。

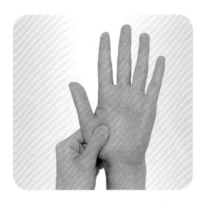

2 用拇指推按胃脾大肠反射区2~3分钟。

足部按摩 | 胆囊、胰反射区

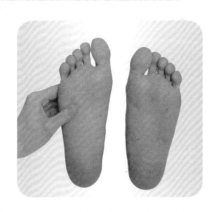

1 用拇指指腹点按胆囊反射区3~5分钟，也可用按摩棒刺激。每天按摩1~2次。按摩时患者以有得气感为度。

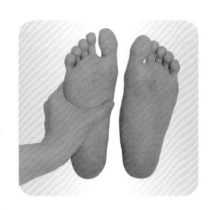

2 用拇指指腹点按胰反射区3~5分钟，每天1~2次。

耳部按摩 | 胆、三焦反射区

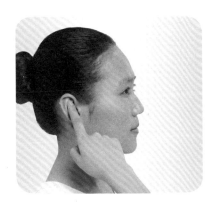

1 用食指按揉胆反射区 1~3 分钟，至局部有发热感、酸胀感为宜。

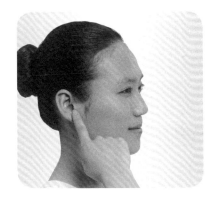

2 用食指按揉三焦反射区 1~3 分钟，至局部有发热感、酸胀感为宜。

青光眼

青光眼是指眼内压间断或持续升高的一种眼病。持续的高眼压可以给眼球各部分组织和视功能带来损害，如不及时治疗，视力可以全部丧失而至失明。糖尿病患者及高血压患者应定期到医院检查眼睛。

手部按摩 | 眼反射区

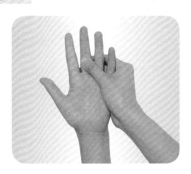

用拇指指腹反复推按眼反射区 5~10 分钟。
注意左眼反射区在右手，右眼反射区在左手。

足部按摩 | 眼、三叉神经反射区

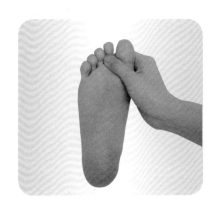

1 用拇指指腹揉推眼反射区 3 ~ 5 分钟。

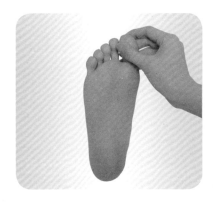

2 用拇指和食指掐揉三叉神经反射区 3~5 分钟。

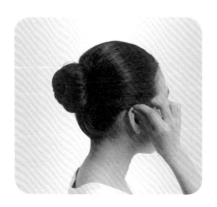

用拇指、食指夹捏耳郭尖端，向上提拉、揉、捏，使局部发红、发热，操作 15~30 次即可。

男性疾病

前列腺炎

前列腺炎是青壮年的常见疾病，多由感染而发生。急性炎症伴有高热、寒战、尿频、尿急等症状，慢性炎症时为会阴、精索、睾丸部不适。在中医属"淋症"范畴，是由于下焦湿热、气化失调所引起。

手部按摩 | 前列腺反射区、神门穴

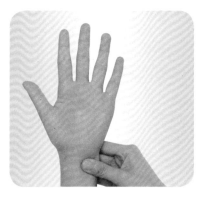

1 用拇指指腹稍用力按揉前列腺反射区 1~3 分钟。

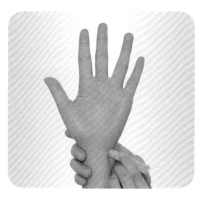

2 用牙签束刺激神门穴 1~3 分钟。

耳部按摩 | 尿道、肾反射区

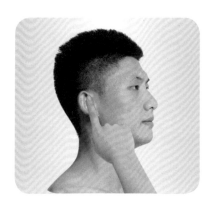

1 用食指或按摩棒按揉尿道反射区 1~3 分钟，以有酸痛感为宜。

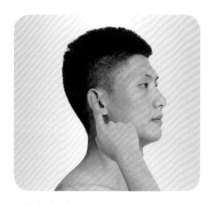

2 用食指或按摩棒按揉肾反射区 1~3 分钟，以有酸痛感为宜。

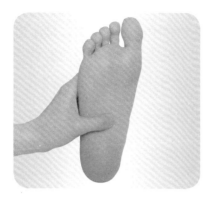

1 用拇指指腹按揉输尿管反射区 2 分钟。

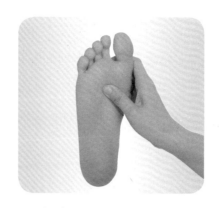

2 用拇指指腹按揉肾上腺反射区 2 分钟，采用中等力度。

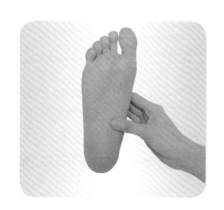

3 用拇指指腹按揉膀胱反射区 2 分钟。

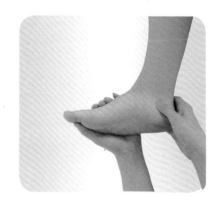

4 用拇指按揉前列腺反射区 2 分钟。

阳痿早泄

阳痿指阴茎不能勃起或虽能勃起但不坚硬，不能正常性交。早泄是指未能性交而精液自出或性交时间甚短而泄精。中医认为多由于命门火衰、精气亏乏所致。

手部按摩|肾点、生殖腺反射区

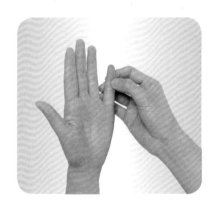

1 用拇指按压肾点 1~3 分钟。

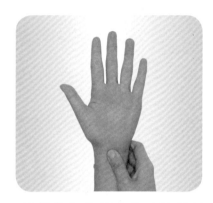

2 用拇指指腹按摩生殖腺反射区 15 分钟左右，每日 1 次。

足部按摩|前列腺、垂体反射区，足三里穴、阴陵泉穴、阳陵泉穴、涌泉穴

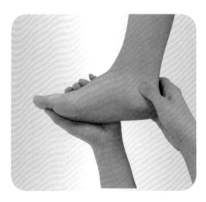

1 用拇指指腹推按前列腺反射区 3~5 分钟，操作时应沿骨骼走向施行。

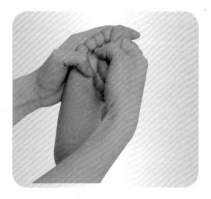

2 用食指关节按揉垂体反射区 3~5 分钟。

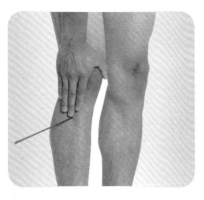

3 用中指指腹按压足三里穴 3~5 分钟，以有酸痛感为宜。

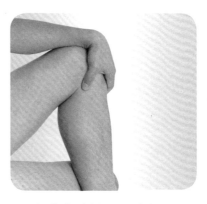

4 用拇指指腹按压阴陵泉穴 3~5 分钟，以有酸痛感为宜。

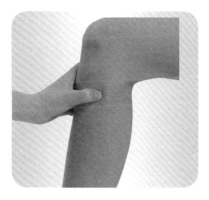

5 用拇指指端掐按阳陵泉穴 3~5 分钟。

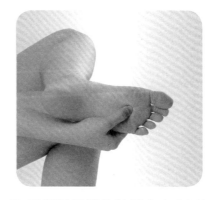

6 用拇指指端掐按涌泉穴 30 次，力度稍重，以有得气感为佳。

耳部按摩 | 内、外生殖器反射区

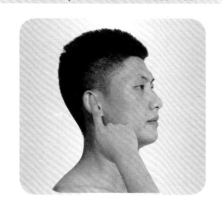

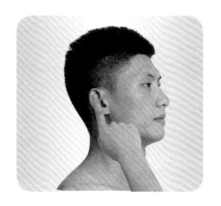

用食指或按摩棒对准内、外生殖器反射区顺时针方向按揉，至有酸胀感、热感为宜。

性冷淡

性冷淡尤以女性患者多见。它的主要症状有：性欲淡漠、性交疼痛、精神萎靡不振、记忆力减退、腰酸乏力、四肢困倦、乳房萎缩、毛发脱落、性情急躁和月经不调等。

手部按摩 | 肾、大脑、生殖腺、垂体反射区

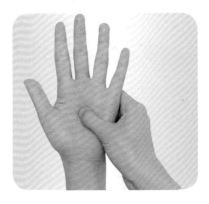

1 用拇指指尖按摩手掌部的肾反射区约5分钟。

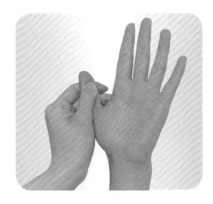

2 用拇指和食指揉捏拇指上的大脑反射区约5分钟。

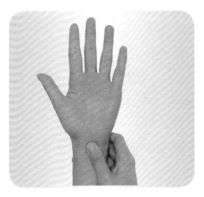

3 用拇指用力推按生殖腺反射区5分钟。

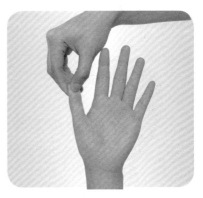

4 用拇指和食指揉捏拇指上的垂体反射区约5分钟。

足部按摩 | 子宫反射区、至阴穴

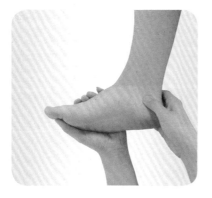

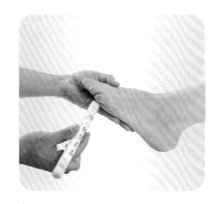

1 用拇指推按子宫反射区 2 分钟，以有酸胀感为宜。

2 至阴穴是治疗性冷淡的特效穴，用发夹或艾灸刺激，每日 1 次。

耳部按摩 | 胸、内分泌反射区

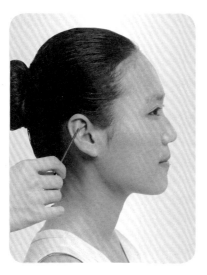

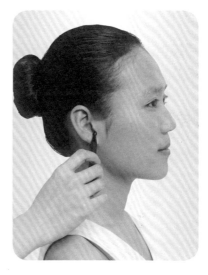

1 用按摩棒按揉胸反射区 1~3 分钟，以有酸胀感为宜。

2 用按摩棒对准内分泌反射区，顺时针方向按摩 1~3 分钟。

月经不调

月经不调是妇科常见疾病，主要是指月经的期、量、色、质出现异常。常伴有小腹胀痛、腰酸痛、心烦易怒、头晕、心悸等症状。中医认为本病多由愤怒郁结、思虑过度，损伤了肝、脾、冲、任四脉，或气血虚弱、寒热之邪客于血分所致。

手部按摩 | 生殖腺反射区、肾点

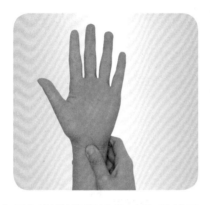

1 用拇指指腹揉按生殖腺反射区3~5分钟。

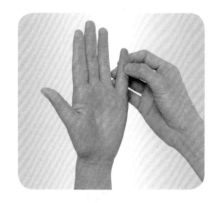

2 按摩小指上的肾点7~15次。

足部按摩 | 三阴交穴、太溪穴、太冲穴、足外侧生殖腺反射区

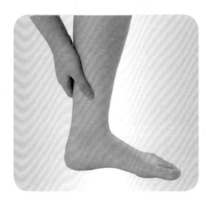

1 用拇指指腹揉按三阴交穴3~5分钟。

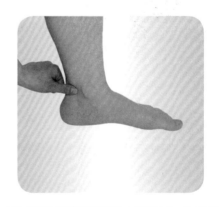

2 用拇指指腹揉按太溪穴3~5分钟。

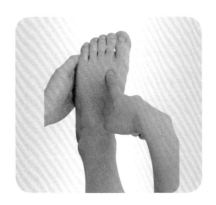

3 用拇指指腹揉按太冲穴 3~5 分钟。

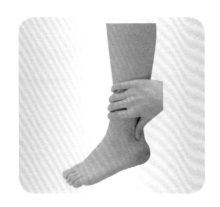

4 用拇指指腹揉按足外侧生殖腺反射区 3~5 分钟。

耳部按摩 | 内分泌、皮质下反射区

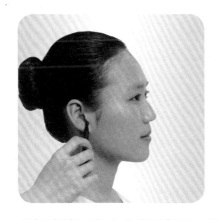

1 用按摩棒对准内分泌反射区，顺时针方向按揉，至局部发红发热，以有酸胀感为宜。

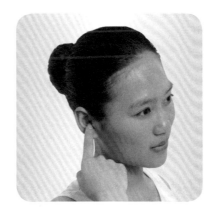

2 用食指按揉皮质下反射区，顺时针方向按揉，至有酸胀感为宜。

痛经

痛经是指妇女月经前后或行经过程中出现的下腹部及腰骶部疼痛，伴有头晕、腰酸、恶心、腹泻等症状。临床常分为原发性痛经和继发性痛经。中医认为痛经主要是由于先天不足、气血虚弱，肾虚寒凝、气滞血瘀，情志不畅、肝郁气滞以及肝胆湿热等病因所致。

手部按摩 | 内关穴、合谷穴

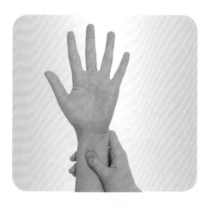 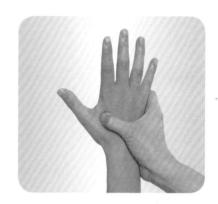

疼痛剧烈时，用拇指指甲掐按内关穴、合谷穴 20~30 次，可以起到很好的止痛效果。手法宜重，刺激应强，以增强行气止痛的作用。

足部按摩 | 大敦穴、太溪穴、三阴交穴、前列腺或子宫反射区

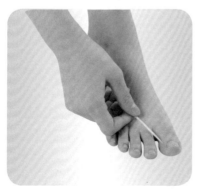 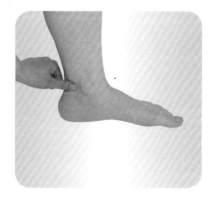

1 用指甲尖或牙签刺激大敦穴 7~10 次。 2 用拇指指腹按揉太溪穴 3~5 分钟。

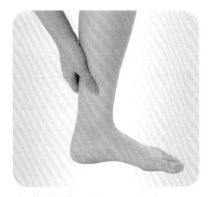

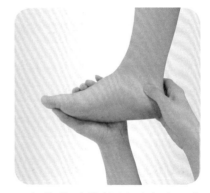

3 用拇指指端压按三阴交穴 1~3 分钟。

4 用拇指指腹推按前列腺或子宫反射区 1~3 分钟。

耳部按摩 | 内生殖器、神门反射区

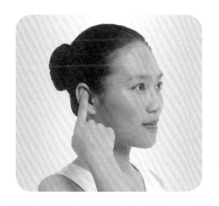

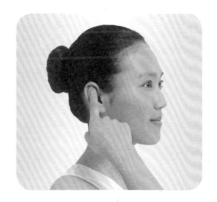

用食指或按摩棒对准内生殖器、神门反射区顺时针方向按揉，至局部发红发热，以有酸胀感为宜。

更年期综合征

更年期综合征系指妇女在月经断绝时期，因卵巢功能衰退而引起的内分泌失调和自主神经功能紊乱，多见于45~50岁。中医认为，本病是由于肝肾失调、肝阳上亢、脾肾不足所致。

手部按摩 | 合谷穴、内关穴、关冲穴、心反射区

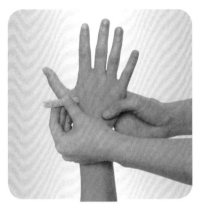

1 用牙签刺激合谷穴，力度适中，以产生胀痛感为好。

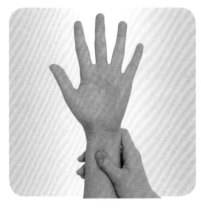

2 用拇指指腹按压内关穴30次，力度适中，以产生胀痛感为好。

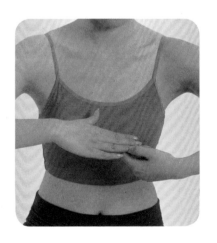

3 用拇指指端掐按关冲穴7~15分钟。

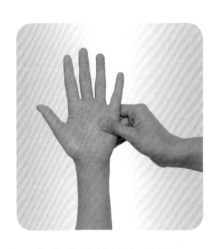

4 用拇指指腹推按心反射区3~5分钟。

足部按摩 | 肾上腺、足外侧生殖腺、脑垂体、肾反射区

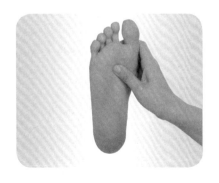

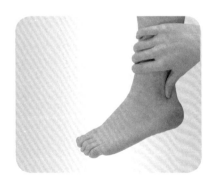

1 用拇指指腹按压肾上腺反射区30次，以产生酸痛感为佳。

2 用拇指指腹稍用力按压足外侧生殖腺反射区3~5分钟。

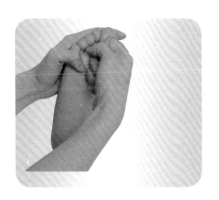

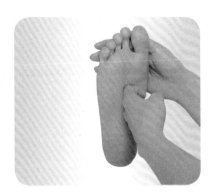

3 用食指关节推按脑垂体反射区30次。

4 用食指关节推按肾反射区30次。

耳部按摩 | 内生殖器、神门反射区

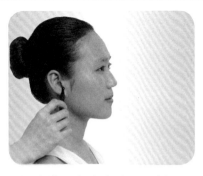

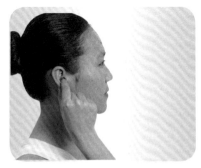

1 用按摩棒对准内生殖器反射区，顺时针方向按揉，至局部发红发热，有酸胀感为宜。

2 用拇指、食指捏揉神门反射区，以有酸胀感为宜。

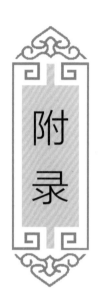

附录

手部反射区分布图

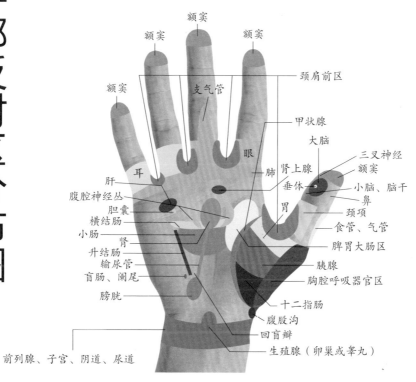

额窦
额窦
额窦
额窦
颈肩前区
支气管
甲状腺
大脑
眼
三叉神经
耳
肺
肾上腺
额窦
肝
垂体
小脑、脑干
腹腔神经丛
胃
鼻
胆囊
颈项
横结肠
食管、气管
小肠
肾
脾胃大肠区
升结肠
胰腺
输尿管
胸腔呼吸器官区
盲肠、阑尾
十二指肠
膀胱
腹股沟
回盲瓣
生殖腺（卵巢或睾丸）
前列腺、子宫、阴道、尿道

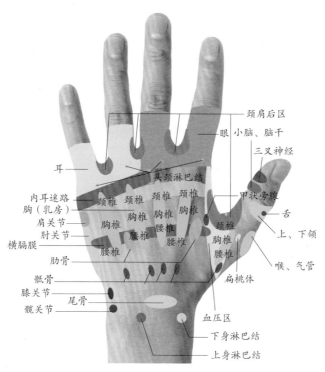

颈肩后区
眼
小脑、脑干
三叉神经
耳
甲状旁腺
头颈淋巴结
内耳迷路
颈椎
颈椎
颈椎
颈椎
舌
胸（乳房）
颈椎
肩关节
胸椎
胸椎
胸椎
上、下颌
肘关节
胸椎
腰椎
颈椎
横膈膜
腰椎
腰椎
胸椎
喉、气管
肋骨
腰椎
骶骨
扁桃体
膝关节
尾骨
髋关节
血压区
下身淋巴结
上身淋巴结

足部反射区分布图

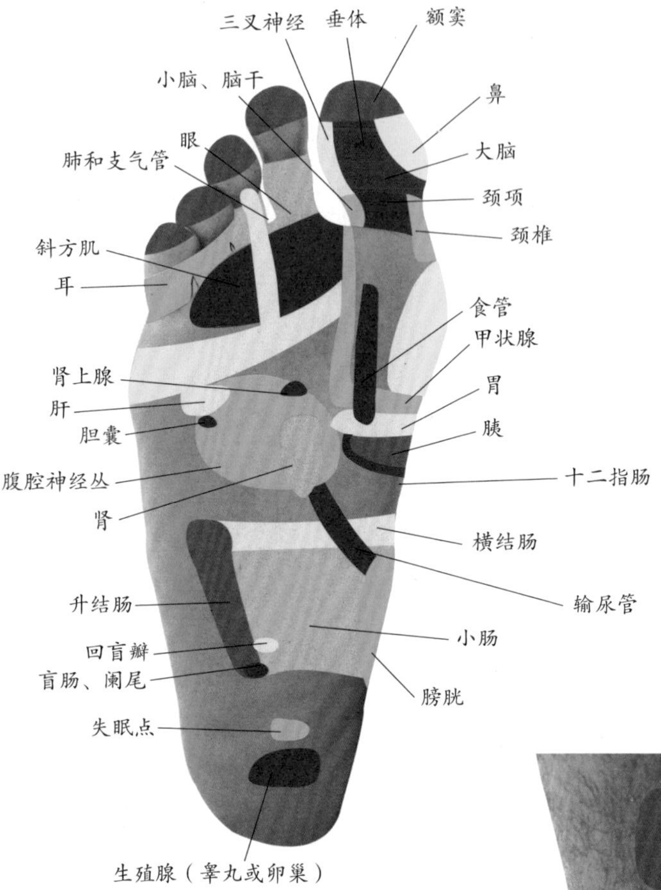

三叉神经 垂体 额窦
小脑、脑干
眼
肺和支气管
斜方肌
耳
鼻
大脑
颈项
颈椎
食管
甲状腺
肾上腺
肝
胆囊
腹腔神经丛
肾
胃
胰
十二指肠
横结肠
输尿管
升结肠
回盲瓣
盲肠、阑尾
失眠点
小肠
膀胱
生殖腺（睾丸或卵巢）

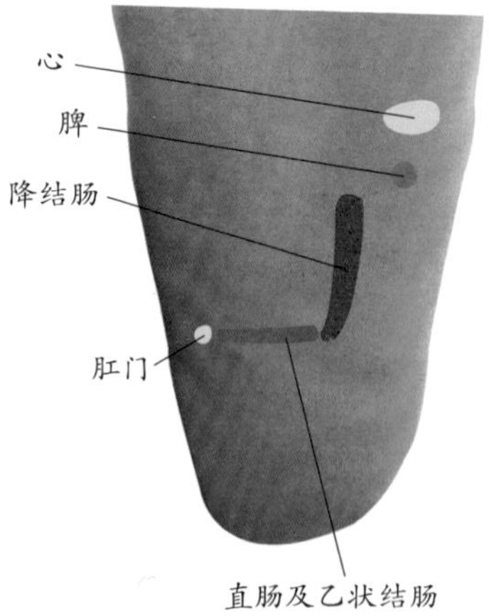

心
脾
降结肠
肛门
直肠及乙状结肠

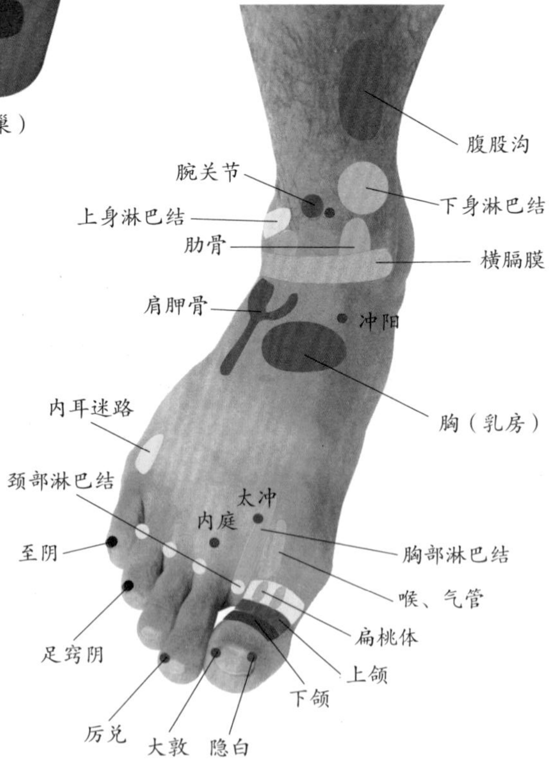

腹股沟
腕关节
上身淋巴结
肋骨
肩胛骨
下身淋巴结
横膈膜
冲阳
内耳迷路
颈部淋巴结
至阴
足窍阴
厉兑
大敦 隐白
太冲
内庭
胸（乳房）
胸部淋巴结
喉、气管
扁桃体
上颌
下颌

耳部反射区分布图

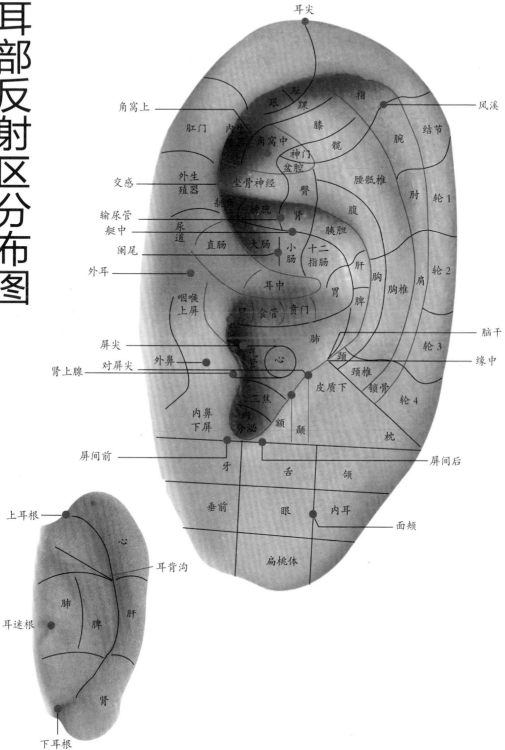

耳尖

角窝上
肛门　内生
角窝中
神门
盆腔
坐骨神经
交感　外生殖器
输尿管　膀胱　肾
艇中　尿道
阑尾　直肠　大肠　小肠　十二指肠
外耳
耳中
咽喉上屏
口　食管　贲门
屏尖
肾上腺　对屏尖　外鼻
内鼻下屏
屏间前
牙　舌　颌

趾　踝
跟　膝
髋
臀　腰骶椎
腹
胰胆
肝　胸
胃　脾
心
三焦分泌
额　颞

指
腕　结节
肘　轮1
轮2
肩
胸椎　轮3
颈　缘中
颈椎　锁骨　轮4
皮质下
枕
屏间后

风溪
脑干
缘中
轮4
屏间后

垂前　眼　内耳
面颊
扁桃体

上耳根
心
耳背沟
肺　肝
脾
耳迷根
肾
下耳根